병원에서 통하는 영어

〈이 책은 2014 학년도 한국외국어대학교 교내학술연구비 지원으로 이루어진 것임〉

의료관광시대

병원에서 통하는 영어

| 곽중철 · 이정현 지음 |

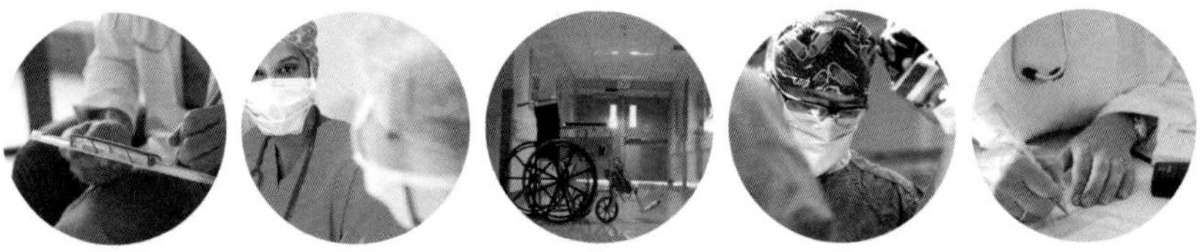

HOSPITAL ENGLISH

HU:iNE

* 이 책의 음원(mp3)은 한국외국어대학교 지식출판콘텐츠원 홈페이지(press.hufs.ac.kr)-게시판-자료실에서 다운받아 사용하시기 바랍니다.

저자소개

곽중철

한국외대 통번역대학원 교수
한국외대 통번역센터장
한국통번역사협회 회장
보건복지부 의료통역사 양성사업 책임교수

역서 [의료통역 입문] 출간

홈페이지 www.jckwak.net

이정현

프리랜스 한-영 통역사
한국외대 통번역대학원 한영과 졸업
보건복지인력개발원 국제의료회화 강사
의료영어회화 블로그 운영(http://blog.naver.com/sandra2015)

두 지은이의 말:

곽중철

2009년 5월부터 시작된 보건복지부의 의료통역사 양성과정의 영어통역을 강의해 오면서 느끼는 것은 우선 통역을 배우는 간호사 대부분의 영어가 “흔들린다”는 사실이다. 병원에서 흔히 쓰는 말을 자연스럽게 영어로 구사할 수 없으면 영어통역은 요원할 수밖에 없는 것.

최근 만국공용어가 된 영어는 특히 외국인 환자를 치료하는 병원에서는 의사소통의 기초가 된다. 그런데, 의료진들 모두가 영어를 조금씩 구사할 수는 있지만 자신감 넘치는 영어를 구사하는 사람은 많지 않다. 누구나 조금은 알아듣는 영어를 최대한 쉽고 간단하게 구사하지 못하는 사람이 하는 영어 통역은 아무도 인정해 주지 않을 것이고, 영어전문 의료통역사는 전문직종이 될 수 없다.

이제 지난 몇 년간 같이 강의를 해온 제자 이정현과 함께 의료관광 시대에 꼭 맞는 병원 영어회화 책을 내놓는다. 외국인 환자를 맞는 간호사와 의사들이 쉽고 간단하게, 자신감 넘치는 영어를 구사하고, 필요하면 귀에 쏙 들어오는 영어 통역을 하는 데 도움이 되기를 기원한다.

이정현

최첨단 의료시설, 세계 최고 수준의 의료기술에 대해서는 만족하지만, 우리나라 병원에서 의료진과의 의사소통이 원활하지 못해 어려움을 겪었다는 외국인 환자가 많습니다. 이제 병원에서 일하는 분들이라면 더욱 수준 높은 의료서비스를 제공하기 위해 누구나 기본적인 영어회화 능력을 갖추어야 하는 시대가 되었습니다.

이 책은 병원에서 일하는 데 필요한 핵심적인 영어표현을 초보자도 쉽게 공부할 수 있도록 구성했습니다. 간호사, 코디네이터, 국제진료센터 직원, 원무과 직원, 방사선사, 물리치료사 등 다양한 병원 업무 종사자들이 외국인 환자를 만났을 때 좀 더 자신감 있게 영어로 의사소통하는 데 이 책이 작은 도움이 되었으면 합니다.

원고를 쓰는 데 많은 도움을 주신 여러 간호사, 의사 선생님들과 교수님, 선배님들께 진심으로 고마움을 전합니다.

목차

PART 1

UNIT 1 효과적으로 질문하기 1: 기본 응대표현 _ 14

UNIT 2 효과적으로 질문하기 2: 문진 및 상담표현 _ 24

UNIT 3 전화 응답하기: 예약/날짜/숫자 및 확인표현 _ 38

UNIT 4 지시/요청하기: 검진, 검사에 필요한 신체 동작 _ 50

UNIT 5 병원시설 및 생활 안내하기: 위치설명 및 안내 _ 68

UNIT 6 환자에게 설명하기: 복약지도 및 주의사항 _ 86

UNIT 7 환자/보호자와 대화하기: 안심시키는 표현 _ 112

UNIT 8 수납 및 서류 발급, 보험 관련 표현 _ 128

UNIT 9 Special Tip (1) All About Names:
어려운 영어이름 정확하게 받아 적기 _ 148

UNIT 10 Special Tip (2) Chat Lingo:
채팅이나 문자메시지에 쓰이는 줄임말 _ 156

PART 2

UNIT 1 Create Your Own Dialogue 1: 상담 및 문진 _ 164

UNIT 2 Create Your Own Dialogue 2: 건강검진 상담/ 예약 _ 172

UNIT 3 Create Your Own Dialogue 3: 검사 당일 대화 _ 180

UNIT 4 Create Your Own Dialogue 4: 병원 시설 및 입원안내 _ 188

UNIT 5 Create Your Own Dialogue 5: 수술 전 준비 _ 199

UNIT 6 Create Your Own Dialogue 6: 보호자와의 대화 _ 208

UNIT 7 Create Your Own Dialogue 7: 퇴원 시 주의사항 전달 _ 218

UNIT 8 Create Your Own Dialogue 8: 보험 및 수납 관련 _ 228

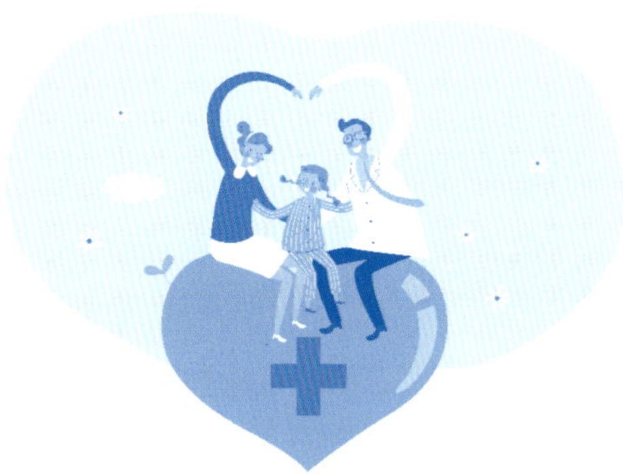

HOSPITAL

PART 1

병원에서 통하는 영어 표현

ENGLISH

Episode

온종일 눈코 뜰 새 없이 바쁘게 돌아가는 병원.
김 간호사는 오늘도 아침부터 여기저기 뛰어다니고 있군요.

잠시 화장실에 다녀왔더니 데스크 앞에 외국인으로 보이는 사람이 서 있네요. '아, 외국인이네…영어 잘하는 최 간호사도 안 보이고… 어쩌지?' 김 간호사는 전화기를 만지작거리면서 무슨 말을 해야 할지 생각해보는데요, '전에 우리 병원 온 적 있는지 우선 그걸 물어봐야 할 텐데… '현재 완료'가… Have you.. 다음에 뭐라고 하지..'

여전히 입은 떨어지지 않고, 어색한 웃음만 지으며 진땀을 흘리는 김 간호사. 이때 마침 최 간호사가 나타났네요. 김 간호사는 '휴~' 하고 안도의 한숨을 내쉽니다. 최 간호사는 망설임 없이 외국인을 보며 이렇게 묻습니다.

"Hello, good morning. First time here?"

'아니, 방금 저건 뭐지? Have you 이런 것도 안 붙이고 저렇게 말해도 되는 건가?' 김 간호사는 잠시 멍한 얼굴로 최 간호사를 쳐다봅니다. 외국인은 마치 구세주라도 만난 듯한 얼굴로 계속 말을 이어 나가는데요, 도대체 최 간호사의 영어는 뭐가 다른 걸까요?

영어를, 그중에서도 회화를 잘하는 사람을 가만히 보면 결코 어렵고 복잡한 단어를 쓰지 않습니다. 쉽고 기본적인 표현만으로도 자신이 말하고 싶은 내용을 전달하죠. 이번 장에서는 병원 업무에 꼭 필요한 영어 회화 표현 중에서도, 가장 기본적이고 간단하지만 다양한 상황에서 유용하게 쓸 수 있는 표현들을 배워보겠습니다.

앞 과에서 다룬 내용이 뒤에도 반복적으로 나오도록 하여 자연스럽게 복습할 수 있도록 구성했습니다. 또한, 비슷한 표현이 여러 개일 때는 가장 쉽고 회화에서 자주 쓰이는 표현을 앞쪽에, 조금 어렵지만 같은 뜻으로 쓸 수 있는 표현을 뒤쪽에 실었습니다. 처음 이 책을 공부할 때는 먼저 쉬운 표현 하나만이라도 입에 붙도록 반복해서 연습하는 것을 목표로 삼고, 가능하면 쉬운 단어를 사용해서 간단하게 말하는 연습을 해보세요. 쉬운 표현이 어느 정도 익숙해지면, 그다음에 비슷하게 쓸 수 있는 다른 표현 및 보너스 표현들도 공부하면서 Part 2의 대화문 연습에 적용해보세요.

자, 그럼 시작해볼까요?

Unit 01

효과적으로 질문하기 1: 기본 응대 표현

Step 1

아래 표현을 영어로 어떻게 할지 먼저 생각해보세요.

- 어떻게 오셨나요?
- 저희 병원 처음이세요?
- 어디가 불편하세요?
- 언제부터 그랬죠?

Step 2

아래 대화문을 보면서 위 표현들을 확인해보세요.

(N- Nurse, D- Doctor, P- Patient)

1) N: Hello, How may I help you?
P: Hello, I came here for a check-up.

N: First time here?

P: No. I was here last year.

2) D: Where does it hurt?

P: Right here, upper stomach.

D: Since when?

P: After lunch.

접수데스크에서 환자에게 가장 먼저 물어보게 되는 질문 중 하나가 바로 "어떻게 오셨어요?"라는 말인데요, 이 질문은 결국 "무엇을 도와드릴까요?" 라는 뜻이므로 우리가 잘 알고 있는 다음 표현으로 비교적 쉽게 말할 수 있습니다.

어떻게 오셨어요? 무엇을 도와드릴까요?

How may help you?

What can I help you?

그런데 "저희 병원 처음이세요? /초진이세요?"라는 질문은 어떤가요? "전에 저희 병원 오신 적 있으신가요?"라는 뜻으로 많은 분들이 "Have you ever visited our hospital before?"라는 표현을 떠올리실 텐데요, 좀 더 간단하게 말하려면 "Have you been here before?" 라고 하거나 더 쉽게 "First time here?"라고 할 수도 있답니다. 간단하고 쉬운 표현부터 입에 붙도록 연습해서 실제로 꼭 활용해보세요. 질문이니까 끝 부분을 확실히 올려주는 것도 잊지 마세요!

저희 병원 처음이세요?

First time here?

Have you been here before?

"어디가 불편하세요?" 또는 "어디가 아프세요?"라고 물을 때, chief complaint(주요 증상)이라는 병원용어를 그대로 사용해서 "What is your chief complaint?"라고 할 수도 있지만, 회화에서는 상당히 어색한 표현입니다. "Where do you feel discomfort /Where do you feel uncomfortable?"도 마찬가지로, 환자 입장에서는 다소 어색하게 들립니다.

어디가 아프냐고 묻고 싶을 때 가장 간단한 표현으로는 "Where does it hurt?"를 사용할 수 있고, 통증이 아닌 다른 증상도 있을 수 있으므로 "어디가 불편하신가요?"라고 물을 때는 "What seems to be the problem/ What seems to be the trouble?"이나 "What brings you here? /What brought you here?"같은 표현도 사용할 수 있습니다.

어디가 아프세요? Where does it hurt?

어디가 불편하신가요? What seems to be the problem/trouble?

언제부터 해당 증상이나 통증이 있었는지 물을 때는 "Since when have you had this symptom? / Since when have you had this pain?"을 줄여서 "Since when?" 두 단어로 물어볼 수 있어요. "(통증이나 증상이) 언제 시작되었나요?"라고 묻고 싶다면 "When did it start?" 넘어져서 다치는 등 갑자기 일어난 일의 경우는 "언제 그랬어요?" 라는 뜻으로 "When did it happen?"이라고 물어볼 수 있고, "어쩌다가 그랬어요?"라고 할 때는 "How did it happen?"이라고 하면 됩니다. "(통증이나 증상이) 며칠 동안 있었나요?"라고 기간을 묻고 싶을 때는 "How long have you had this pain/symptom?"이라고 묻거나 간단하게 "How long?"이라고도 할 수 있답니다.

정리해보면 아래와 같습니다.

(통증/증상이) 언제부터 있었나요? Since when? (=since when have you had this pain/ symptom?)
(통증/증상이) 얼마 동안 있었나요? How long? (=how long have you had this pain/symptom?)
(통증/증상이) 언제 시작되었나요? When did it start?
(넘어지거나 다쳤을 때) 언제 그랬나요? When did it happen?
(넘어지거나 다쳤을 때) 어쩌다가 그랬나요? How did it happen?

Bonus Expressions

이 밖에 유용한 다른 표현들도 공부해봅시다. (표현이 여러 개일 때는 가장 쉽고 간단한 표현을 앞에, 같은 뜻으로 쓸 수 있는 표현을 뒤에 적었습니다.)

1) 성함이 어떻게 되시죠?
- Your name, please? / May I have your name, please?

2) 신분증 좀 주시겠어요?
- Your ID, please? / May I have your ID, please?
- May I see your ID, please?

3) 의료보험 카드 좀 주시겠어요?
- Your insurance card, please?
- May I see your insurance card, please?

4) 예약 하고 오셨나요?
- Did you book?
- Did you make an appointment?

5) 여기에 내용을 작성해주시겠어요?
- Fill out here, please.
- Could you fill out this form, please?

6) 저쪽에서 잠시만 기다려주시겠어요?
- Wait there for a moment, please.
- Could you wait over there for a moment, please?

7) 제가 이름을 부를 때까지 (또는 화면에 이름이 뜰 때까지) 잠시만 앉아계세요.
- Please have a seat over there until I call you.
- Could you take a seat over there and wait until your name is on the screen?

8) (환자가 얼마나 더 기다려야 하는지 물어볼 때) 오래 안 걸립니다. 1~2분만 더 기다려주시겠어요?
- It won't be long. Please wait for another minute or two.
- It won't take long. Could you wait for another minute or two?

9) 대기환자가 많아서 30분 이상 걸릴 수도 있어요.
- It might take more than 30 minutes, since we have a long waiting list.

10) 대기자 명단에 올려드릴까요?
- Do you want me to put your name on the waiting list?
- Would you like me to put your name on the waiting list?

Step 3

자, 그럼 이번에는 대화문 속에서 우리말로 되어 있는 부분을 영어로 바꾸는 연습을 해 보겠습니다. 큰 소리로 말해보세요.

(N- Nurse, D- Doctor, P- Patient)

1) N: 처음이신가요?
P: No, I was here last week.
N: 성함이 어떻게 되시죠?
P: Alberto Mondi.
N: 네, (소파 쪽을 가리키며) 저쪽에서 잠시만 기다리세요.

2) N: 안녕하세요, 전에 저희 병원 오신 적 있으세요?
P: No, it's my first time.
N: (접수용지를 주면서) 여기에 내용을 좀 작성해주시겠어요?
P: Ah, okay. Can I have a pen?

3) P: Will it be long?
N: 아니요, 1~2분 정도만 더 기다려주시겠어요?
P: Okay.

4) D: 어디가 불편하신가요?
P: Oh, I have a bad stomachache. I threw up twice.
N: 언제부터 아프셨어요?
P: After I had lunch.

5) D: 어디가 아프세요?

P: I had my ankle sprained.

D: 어쩌다가 다치셨어요?

P: Getting off from the bus, I lost my footing.[1)]

Answers

Unit 01 – Step 3 Dialogue in English

1) N: First time here?

P: I was here last week.

N: Your name, please?

P: Alberto Mondi.

N: Wait there for a moment, please.

2) N: Have you been here before?

P: No, it's my first time.

N: Could you fill out here, please?

P: Ah, okay. Can I have a pen?

N: Sure. Here it is.

3) P: Will it be long?

N: No, could you wait for another minute or two?

P: Okay.

1) 버스에서 내리다가 발을 헛디뎌 넘어졌다는 뜻.

4) D: What seems to be the problem?

P: Oh, I have a bad stomachache. I threw up twice.

N: Since when?

P: After I had lunch.

5) D: Where does it hurt?

P: I sprained my ankle.

D: How did it happen?

P: Getting off from the bus, I lost my footing.

MEMO

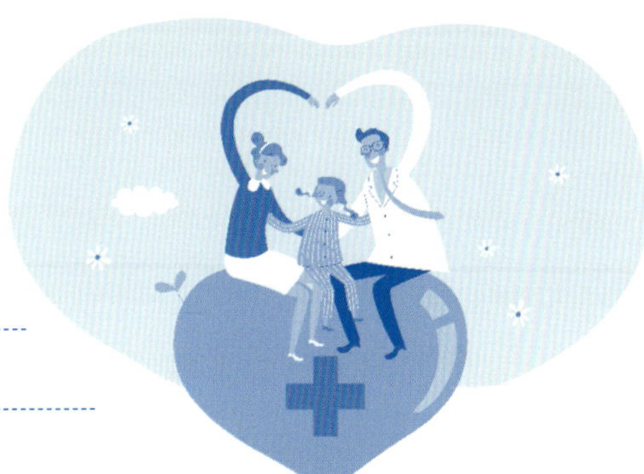

Unit 02

효과적으로 질문하기 2: 문진 및 상담 표현

Step 1

아래 표현을 영어로 어떻게 할지 먼저 생각해보세요.

- 복용하시는 약이 있습니까?
- 혹시 가족 중에 고혈압 있는 분 계세요?
- 급격한 체중 변화가 있나요?
- 생리는 규칙적인 편이세요?
- 머리가 어떻게 아프세요?
- 다른 증상은 없었나요?
- 계속 아프세요, 아니면 아팠다가 좀 괜찮아졌다가 그러세요?

PART 1

Step 2

아래 대화문을 보면서 위 표현들을 확인해 보세요.

(N- Nurse, D- Doctor, P- Patient)

1) N: Let me ask you just a few questions about your general health and habits before you see the doctor.[1)]
P: Okay. Go on.
N: Are you on any medication now?
P: No, not really.
N: Is anyone in your family with high blood pressure?
P: Not that I know of.[2)]

2) N: Mrs. Anderson, can I ask a few questions first?
P: Sure. Go ahead.
N: Are your periods regular?
P: Well, I guess so.
N: Is your weight steady?

3) D: So, you had a bad headache. What's it like?
P: It's like splitting.[3)]
D: Does it stay or come and go?

1) '진료받으시기 전에 전반적인 건강상태와 생활습관 등에 대해서 몇 가지 여쭤보겠습니다'라고 하는 말이다.
2) '내가 아는 바로는 아니다, 없다' 라는 뜻으로 쓰는 표현.
3) '머리가 깨질 것 같아요' 라는 표현. 참고로 '욱신욱신한' 통증은 throbbing pain, '날카롭게 찌르는 듯한' 통증은 'sharp/ shooting/ pricking pain' 등으로 표현한다.

P: Come and go. It gets worse when I'm tired.

D: Other than that, anything else?

P: I feel very weak and have chills.[4)]

현재 복용하는 약이 있는지 물을 때는 "Are you taking any pills or medicine at the moment?"라고 할 수 있어요. 그러나 be 동사+ on medication 하면 '어떤 약을 먹고 있다'라는 뜻으로 더 간단하게 말할 수 있습니다.

현재 복용하는 약이 있습니까?

Are you on any medication now?

Are you taking any pills or medicine at the moment?

어떤 질병에 대한 가족력을 물을 때는 물론 family history 라는 단어를 써서 "Do you have a family history of hypertension?" 이라고 할 수도 있겠지만, 아래처럼 'with + (증상이나 질병)'을 사용하면 훨씬 더 간단하게 물어볼 수 있답니다.

혹시 가족 중에 고혈압 있는 분이 계세요?

Is there anyone in your family with high blood pressure?

Is there anyone in your family suffering from high blood pressure?

여성 환자에게 생리에 대해서 질문할 때, 회화에서는 menstruation 이라는 단어보다는 period를 훨씬 자주 씁니다. 마지막 생리(월경)가 언제였나요? 라는 질문도 많이 하는데, 마찬가지로 "When was your last period?"라고 하면 간단합니다.

4) '기운이 없고, 오한이 든다'는 표현.

생리는 규칙적인 편이세요?
Are your periods regular?
Do you have regular periods?
마지막 생리가 언제였나요?
When was your last period?

최근에 특별히 급격한 체중 변화가 있었는지 묻고 싶을 때는, "Have you had any significant change in your weight recently?" 이라고 해도 되겠지만, "체중이 (큰 변화 없이) 일정한 편이세요?"라고 아래처럼 간단히 물어볼 수도 있답니다.

특별히 체중변화가 있었나요(체중이 일정한 편인가요)?
Is your weight steady?
Have you lost a lot of weight recently?
Was there any big change in your weight recently?
Have you had any significant change in your weight recently?

환자가 통증을 호소할 때, 어떻게 아픈지 좀 더 자세히 물어보는 경우가 있는데요, 이럴 때 "How would you describe your pain?" 이라고 해도 되고, 더 짧게는 "How does it hurt?" 또는 '통증이 어떤가요?'라는 의미로 "What is it like?"라고 묻고 나서"Is it like splitting, or throbbing? (머리가 깨지는 것처럼 아파요, 아니면 욱신욱신 쑤시듯이 아파요?)"와 같은 질문을 이어서 할 수도 있답니다.

어떻게 아프세요?

How does it hurt? / What's it like?

How would you describe your pain?

추가로 다른 증상이 있는지 물어볼 때는 "Do you have any other symptoms?"라고 할 수도 있고 짧게 "Any other symptoms?" 또는 환자와 이미 증상에 대해 말하고 있으므로 '그 밖에 다른 건요?'의 의미로 "Anything else?"라고 간단히 물어볼 수 있습니다. 이 표현은 꼭 증상에 대해서뿐만이 아니라 어떤 질문에 대해서 답을 해주고 나서 또는 무언가를 도와주고 나서 "다른 궁금한 점 있으신가요?" 또는 "더 필요한 것 있으신가요?"라는 뜻으로도 사용할 수 있습니다.

다른 증상은 없었나요?

Anything else? Any other symptoms?

Do you have any other symptoms?

통증이 지속적인지 아니면 아팠다 안 아팠다 하는지 물어보는 표현을 상당히 어렵게 말하는 분들이 있어요. "Have you had this pain persistently or intermittently?"같은 표현은 회화에서 쓰기에는 너무 어렵습니다. 환자에게 질문을 할 때는 최대한 쉬운 단어로, 간단하게 말하는 연습을 해보세요. 아래처럼 come and go 또는 on and off 라는 표현도 쓸 수 있어요.

계속 아프세요, 아니면 아팠다가 괜찮아졌다가 그러세요?

Does it stay or come and go?

Does it hurt all the time or on and off?

Bonus Expressions

이 밖에 유용한 다른 표현들도 공부해봅시다. (이번 과에서는 기본적인 문진 및 증상에 대한 질문을 할 때 유용한 표현, 그리고 성 경험이나 임신, 대소변 관련 질문 등 환자와의 상담 시에 필요한 내용을 살펴보겠습니다.)

1) (증상이나 통증이) 많이 심한가요? 많이 아프세요?
- Is it bad? / Is it serious?

2) (증상이나 통증이) 얼마나 심한가요? 얼마나 많이 아프세요?
- How bad is it? / How serious is it?

3) 제가 여기를 누르면 아픈가요? / 아프면 말씀해주세요.
- Does it hurt when I press here? / Please tell me if it hurts.

4) 전에 고혈압이나 당뇨를 앓으신 적이 있으신가요?
- Have you had high blood pressure or diabetes?

5) 전에 큰 질병을 앓거나 수술을 받으신 적 있으세요?
- Have you had any serious illness or surgery?

6) 혹시 현재 임신 중이신가요?
- Are you pregnant now?
- Are you expecting a baby?

7) 성생활은 하시나요?[5)]

- Have you had any sexual intercourse?

8) 전에 임신한 적이 있으신가요?

- Have you been pregnant before?

9) 인공유산 경험이 있으신가요?

- Have you had an induced abortion before?

10) 자연유산 경험이 있으신가요?

- Have you had a miscarriage before?

11) 피임은 어떤 방법으로 하고 계십니까?

- What birth control options are you taking?
- What contraceptive methods do you use?

12) (약이나 특정한 음식에) 알레르기가 있으신가요?

- Are you allergic to anything?
- Are you allergic to any medicine or food?

13) 담배는 하루에 어느 정도 피우시나요?

- How much do you smoke a day?
- How many cigarettes do you smoke a day?

5) 성생활에 대해 질문할 때 물론 더 쉽게 표현하면 "Have you had sex before?" 이라고도 할 수 있지만 경우에 따라서는 너무 직접적인 느낌이 들 수 있으므로 위와 같은 표현을 더 자주 사용한다. 부인과나 비뇨기과에서 성인 환자에게 "성 생활에 별다른 문제는 없으십니까?"라고 묻는다면 "What about your sex life, any problem?" 과 같은 표현을 사용할 수 있다.

14) 술은요? 자주 드시나요? 얼마나 자주 드시는지요?
- What about alcohol? Do you drink alcohol often? How often do you drink?

15) 기침을 할 때 가래가 나오나요? (나온 적이 있나요?)
- Any phlegm when coughing?
- Have you coughed up phlegm?

16) 식사를 자주 거르는 편인가요? (식사는 규칙적으로 하세요?)
- Do you skip meals often?
- Do you have regular meals?

17) (대변 관련/ 일반) 대변보는 데 별 문제는 없으신가요?
- Any problem with having a stool?
- Do you have any problem with bowel movement?

18) (대변 관련/ 통증) 대변을 볼 때 통증이 있나요? 잘 나오나요?
- Does it hurt when passing a stool? Is it hard to pass a stool?
- Do you feel any pain when you have a bowel movement?

19) (대변 관련/ 모양) 변이 딱딱하고 여러 개의 작은 덩어리로 나오나요? 아니면 긴 덩어리인데 표면이 갈라져 있나요?
- About the shape of your stool, are there separate hard lumps, like nuts? Or is it like a sausage but with cracks on the surface?

20) (대변 관련/ 모양) 변이 묽은 편인가요? 물처럼 나오나요?
- Do you have a soft stool? Is it mushy?
- Do you have a watery stool?

21) (대변관련/ 혈변) 대변에 피가 섞여 나오나요?

- Do you see any blood in your stool?
- Have you passed any blood in your bowel movement?

22) (대변 관련/ 색깔) 대변 색깔은 어떤가요? 냄새가 심한가요?

- What about the color of your stool? Does it smell bad?

23) (소변관련/ 통증) 소변을 볼 때 통증이 있나요? [6]

- Does it hurt when urinating?
- Do you feel any pain when you urinate?

24) (소변 관련/ 잔뇨감) 소변을 보고 나면 시원한 느낌이 드세요? 아니면 좀 남아있는 느낌이 있나요?

- Do you feel relieved after urinating? Or do you feel there is something more to come?

25) (소변 관련/ 혈뇨) 소변에 피가 섞여 나오나요?

- Do you see any blood in your urine?
- Is there any blood when you urinate?

26) (소변 관련/ 색깔) 소변 색깔은 어떤가요?
(물처럼 투명한 색/ 옅은 살색/ 투명한 노란색/ 짙은 노란색/ 옅은 호박색/ 갈색/ 또는 핑크색이나 붉은 색인가요?)

6) '소변을 보다' 라는 표현으로는 pee도 있지만, 주로 어린아이에게 사용하거나 informal한 상황에서 쓰기 때문에 병원에서는 urinate를 사용하는 것이 적당하다. '이 컵에 소변을 받아 오세요.' 라고 하려면 "Could you take a urine sample in this cup?"이라고 하면 된다. 병원이 아닌 일상 생활에서 '소변이 마렵다'고 할 때는 보통 "I have to go for a washroom." 또는 "I want to go for a bathroom."이라고 한다.

- What about your urine color? Is it transparent? / Is it pale straw color? / Transparent yellow? / Dark yellow? / Amber or honey color? / Brown color? / Pink or reddish color? /

27) (소변 관련/ 색깔) 소변 색이 탁한가요? / 소변에 거품이 있나요?
- Is your urine cloudy or murky? / Is it foaming or fizzing?

28) (상담 표현) 고객님과 연령대의 여성에게는 A 프로그램이 좋을 것 같습니다. / 같은 연령대의 여성분들은 보통 A 프로그램을 선택합니다.
- Most women in your age go with Program A.
- Program A commonly suits women in your age.
- For women in your age, Program A might be the best.

29) (상담 표현) 저희 병원 건강검진 프로그램 안내서입니다. 천천히 읽어보시고 궁금한 점이 있으시면 알려주세요.
- Here we have a brochure for our health checkup programs. Please read it over and let me know if you have any questions.
- You can have a look at our brochure here for health screening programs. Please take your time to read it over and get back to me if you have any questions.

30) 특별히 다른 문제는 없으신가요?
- Any other problem(s)?
- Any other health issue(s)?

31) 혹시 더 말씀하고 싶으시거나 궁금한 점이 있으신가요?
- Anything else?
- Any questions?

Step 3

자, 그럼 이번에는 대화문 속에서 우리말로 되어 있는 부분을 영어로 바꾸어 보겠습니다. 앞 장에서 배운 표현들도 나오니까요, 큰 소리로 연습해보세요.

(N- Nurse, D- Doctor, P- Patient)

1) D: 어디가 불편하세요?
P: My heart beats too fast.
D: 언제부터 그랬죠?
P: It just happened two to three days ago.
D: 계속 그러세요, 아니면 좀 그랬다가 괜찮아졌다가 하나요?
P: Come and go. It gets worse when (after) I have coffee.

2) N: 진료 보시기 전에 몇 가지만 질문할게요. 괜찮으시죠?
P: Yes.
N: 현재 복용하고 계신 약이 있나요?
P: No. Just vitamin C.
N: 최근에 특별히 몸무게 변화가 있으셨나요?
P: Almost the same. Not a big change.

3) N: 가족 중에 고혈압 있는 분이 계신가요?
P: I don't think so. Ah! Yes. My uncle had it before.
N: 혹시 담배 피우시나요?
P: No. I quit last year.
N: 술은요? 술은 얼마나 자주 드시는지요?
P: Well, about once a week.

4) N: 혹시 그 밖에 다른 불편하신 곳이 있나요?

P: Ah… I have a back pain these days.

N: 그래요? 많이 아프세요?

P: Yes, it hurts a lot.

N: 네, 저기서 잠시만 기다려주세요.

Answers

Unit 02– Step 3 Dialogue in English

1) D: What seems to be the trouble?

P: My heart is beating too fast.

D: When did it start?

P: It just happened two to three days ago.

D: Does it stay or come and go?

P: Come and go. It gets worse when I have coffee.

2) N: Let me ask a few questions before you see the doctor. Is it okay?

P: Yes.

N: Are you on any medication now?

P: No. Just vitamin C.

N: Is your weight steady?

P: Almost the same. Not a big change.

3) N: Is there anyone in your family with high blood pressure?

P: I don't think so. Ah! Yes. My uncle had it before.

N: Okay. Do you smoke?

P: No. I quit last year.

N: What about alcohol? How often do you drink?

P: Well, about once a week.

4) N: Anything else?

P: Ah.. I have a back pain these days.

N: Oh, is it bad?

P: Yes, it hurts a lot.

N: Okay. Please wait there for a moment.

MEMO

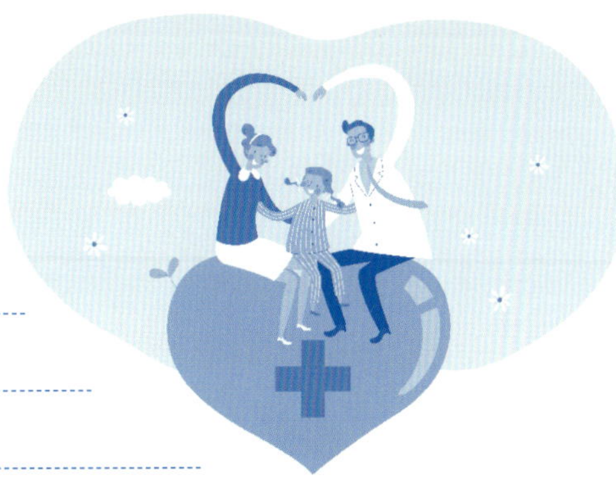

Unit 03

전화 응답하기: 예약/날짜/숫자 및 확인 표현

Step 1

아래 표현을 영어로 어떻게 할지 먼저 생각해보세요.

- (전화 연결 상태가 나쁠 때) 자꾸 끊기네요. 잘 안 들려요.
- (소리가 너무 작을 때) 조금만 크게 말씀해주시겠어요?
- (다른 부서나 번호로) 바로 연결해드리겠습니다.
- (끊지 말고) 잠시만 기다리세요.
- 혹시 (원하는 시간에) 자리가 나면 전화 드릴까요?
- 전화번호가 032-508-4007 맞나요?
- 이름 철자를 좀 불러주시겠어요?

Step 2

아래 대화문을 보면서 위 표현들을 확인해 보세요.

(N- Nurse, S – Staff, P- Patient)

1) P: Hello, I'd like to..#$@#$ (통화 상태가 좋지 않음)
S: Hello? I cannot hear you well. You are breaking up.
P: Sorry. I guess the line is bad… (소리가 잘 안 들림)
S: Hello? Could you speak up a little, please?

2) P: Hello, I'm calling to see if I can book a checkup. Can I make an appointment now?
S: Okay, let me put you through. Just a moment, please.
P: Thank you.

3) P: Can I see Dr. Song at around 1 p.m. tomorrow?
N: Sorry, it's booked up for 1 p.m. How about 4 p.m.?
P: Hmmm… 4 p.m. is too late for me.
N: Do you want me to call if we have an opening?

4) N: let me just double check your number. Is it zero-three-two, five-O-eight, four-double-O-seven?
P: Yes, that's correct.
N: And…could you spell your name, please?

전화 연결 상태가 좋지 않을 때 '(말소리가 or 목소리가) 자꾸 끊긴다'는 뜻으로는 "You are breaking up." 이라는 표현을 회화에서 자주 사용합니다. “The line is bad.” 나 “The connection is poor.”라는 표현도 자주 들을 수 있어요. ‘안 들려요’ 라고 할 때는 “I cannot hear you.” 반대로 ‘제 말 들리세요?’ 라고 물을 때는 “Can you hear me?” 상대방이 아직 수화기를 들고 있는지 확인할 때는 “Are you there?” 이라는 표현을 사용합니다. 생각보다 간단하죠?

(통화 상태가 좋지 않을 때) 자꾸 끊기네요.
You’re breaking up. /The line is bad. (유선전화일 때)
/ The service is bad. (휴대폰일 때)/ The connection is poor.

잘 안 들려요. I cannot hear you well.
안 들려요. I can’t hear you.
들리세요? Can you hear me?
여보세요? 거기 계세요? Hello? Are you there?

‘조금만 크게 말해달라’ 는 뜻으로는 speak up 또는 make it louder 를 사용할 수 있어요. 그리고 ‘천천히 말해달라’는 뜻으로는 speak slower, make it slower 라고 할 수 있습니다.

(소리가 너무 작을 때) 조금만 크게 말씀해주시겠어요?
Could you speak up, please?
Could you please speak up a little?
Could you make it a bit louder, please?
(말이 너무 빠를 때) 조금만 천천히 말씀해주시겠어요?
Could you speak a little slower, please?
Could you make it a bit slower, please?

PART 1

환자가 건 전화를 다른 부서나 번호로 연결해주겠다는 뜻으로는 put somebody through 를 가장 많이 사용합니다. “Let me put you through.” 라고 하거나 뒤에 ‘put you through to + (해당 부서나 번호)’ 등을 붙이는 것이죠. 예를 들어 ‘예약 센터로 바로 연결해드리겠습니다.’ 라고 하려면 “Let me put you through to the reservation.” 이라고 하면 됩니다. ‘(끊지 말고) 잠시만 기다리세요.’ 라고 할 때는 Hold on이나 Hang on 등의 표현을 사용할 수 있고 잠깐만 기다리라는 뜻으로 Just a moment 나 One moment 같은 표현도 자주 사용합니다.

(다른 부서나 번호로) 바로 연결해드리겠습니다.

Let me put you through right away.

예약센터로 바로 연결해드리겠습니다.

I'll put you through to the reservation.

(끊지 말고) 잠시만 기다리세요.

Just a moment, please.

One moment, please.

Hold on for a moment, please.

Let me just put you on hold for a moment.

환자가 원하는 시간에 예약이 꽉 찬 경우에 혹시 빈자리가 나면 연락을 주겠다는 표현도 할 수 있는데요, 이럴 때는 opening 이라는 단어를 사용하면 쉽습니다. 즉, ‘자리가 나면 전화 드릴까요?’ 라는 뜻으로 “Do you want me to call if we have an opening?”처럼 사용하는 것이죠. ‘혹시 (그 시간에) 다른 예약이 취소되면 알려드릴까요?’ 라는 질문은 “Do you want me to call if somebody cancel an appointment?”처럼 말할 수 있습니다.

혹시 자리가 나면 전화 드릴까요?

Do you want me to call, if we have an opening?

Would you like me to call, if there is an opening?

전화 번호나 숫자를 어떻게 읽어야 할 지 어려워하는 분들이 의외로 많습니다. 숫자 '0' 이 처음에 나올 때는 대부분 'zero' 로 읽지만, 다른 숫자의 중간에 들어 있으면 알파벳 'O (오)'로 읽는 경우가 많아요. 병실의 호수를 읽을 때도 만약 608호면 "six-O-eight (씩스 오 에잇)"처럼 읽습니다. 그리고 숫자 '0'이 두 번 연속으로 나올 때는 "double O (더블 오)" 처럼 읽는 것이 편합니다. 우리가 잘 알고 있는 영화 '007'도 영어로는 "double-O-seven (더블 오 세븐)"으로 말한답니다. 그럼 숫자 '0'이 연달아 세 번 나오면 어떻게 할까요? 그럴 때는 "triple-O (트리플 오)"처럼 읽으면 된답니다.

전화번호가 032-508-4007 맞나요?

Your phone number, is it zero-three-two, five-O-eight, four-double-O-seven?

환자의 영어이름이 항상 Robert 나 John 처럼 우리에게 익숙한 것만 있다면 좋겠지만, 요즘은 워낙 다양한 국적의 외국인 환자가 오다 보니 이름도 정말 다양합니다. 특히 전화상으로 환자의 이름을 듣고 받아 적을 때는 이름의 철자를 정확히 확인하는 것이 매우 중요합니다. 그래서 이 부분은 따로 뒤쪽에 마련한 "Special Tips –어려운 영어 이름 정확히 받아 적기" 에서 자세히 방법을 알려드리기로 하고, 이번 과에서는 우선 이름 철자를 불러달라고 하는 표현을 먼저 익히기로 하죠.

이름 철자를 좀 불러주시겠어요?

Could you spell your name, please?

How do you spell your name, please?

Bonus Expressions

이 밖에 유용한 다른 표현들도 공부해봅시다. (이번 과에서는 전화 통화를 할 때 유용한 표현, 그리고 예약 접수 업무 등을 할 때 유용한 날짜 관련 표현을 자세히 살펴보겠습니다.)

1) 전화 주신 분이 누구시죠?
- Who's on the line, please? / May I ask who's calling?

2) 성함이 어떻게 되시죠?
- Your name, please? / Can I have your name, please?
- May I have your name, please? / Could you give me your name, please?

3) 다시 한 번 말씀해주시겠어요?
- Sorry? / Excuse me? / Come again, please?
- Could you say that again, please?
- Could you repeat that, please?

4) 죄송합니다만, 뭐라고 하셨는지 잘 못 들었습니다.
- Sorry, but I didn't catch that.
- I'm sorry, but I couldn't hear what you just said.

5) 죄송합니다만, 성함을 못 들었습니다.
- Sorry, but I didn't catch your name.
- I'm sorry, but I couldn't hear your name.

6) 마지막 부분은 잘 못 들었습니다.
- Sorry, I didn't get the last part.
- Sorry, I didn't catch the last part.

7) 피터.. 다음에 뭐라고요?
- Peter··· and sorry, what after that?
- Peter··· and sorry, what did you say after that?

8) 뭐라고 하시는지 잘 모르겠어요.
- Sorry, but I don't get it.
- I don't understand what you said.

9) 죄송하지만 방금 뭐라고 하셨죠?
- Sorry, but what did you just say?

10) 죄송하지만 그게 무슨 뜻이죠?
- Sorry, but what does it mean?

11) 잠시만요, 다른 분을 바꿔 드릴게요.
- Hold on, please. Let me get someone else for you.

12) 다시 전화해주시겠어요?
- Could you call me back, please?

13) 다음 주 금요일은 예약이 다 찼어요.
- Next Friday is booked up.
- Next Friday is fully booked.

14) 김 선생님께서는 이번 주 목요일까지 안 계십니다.

- Dr. Kim is away until this coming Thursday.
- Dr. Kim is not here until this coming Thursday.
- Dr. Kim is out of office until this coming Thursday.
- Dr. Kim is not available until this coming Thursday.

15) 내일모레면, 금요일 말씀이신가요?

- The day after tomorrow, do you mean Friday?

16) 다음다음 주면 15일로 시작하는 주 말씀이신가요?

- The week after next week, do you mean the week of the 15th?

17) 예약 가능한 날짜 중 가장 빠른 날은 5월 첫째 주 월요일이니까, 4일입니다.

- The earliest possible date would be Monday the 4th, the first week of May.

18) 대기 명단에 넣어 드릴까요?

- Do you want me to put you on the waiting list?
- Would you like me to put you on the waiting list?

19) 오후 1시 이후에만 진료 예약이 가능합니다.

- You can see the doctor only after 1 p.m.
- You can make an appointment only after 1 p.m.

20) 박 선생님께서는 지금 응급 수술 중이십니다.

- Dr. Park is now in an urgent operation.

Step 3

자, 그럼 이번에는 대화문 속에서 우리말로 되어 있는 부분을 영어로 바꾸어 보겠습니다. 큰 소리로 연습해보세요.

(N- Nurse, S – Staff, P- Patient)

1) S: Hello, this is Hankuk Hospital. How can I help you?
P: Can I make an appointment for… #$@$ (통화 연결 불량)
S: 여보세요? 소리가 자꾸 끊기네요. 잘 안 들려요.
P: Hello? ….@@#$$$%%%...
S: 죄송합니다만 다시 전화 걸어주시겠어요?

2) P: Hello, I'd like to…. (소리가 작음)
N: 여보세요? 좀 크게 말씀해주시겠어요?
P: Sorry, I'd like to see the doctor @#$$@..
N: 네? 다시 한 번 말씀해주시겠어요? 의사 선생님 이름을 못 들었습니다.

3) S: 전화 주신 분 성함이 어떻게 되시죠?
P: My name is Arnold Schwarzenegger.
S: 아놀드… 죄송합니다만, 그 다음에 뭐였죠?
P: Schwarzenegger.
S: 철자를 좀 불러주시겠어요?

4) P: Hello, is this the number for a health checkup?
S: 바로 연결해드리겠습니다. 잠시만 기다려주세요.
P: Okay. Thanks.

5) N: 죄송합니다만 그날은 예약이 다 찼어요.
P: Then how about Monday of the week after next week?
N: 다다음주면 21일로 시작하는 주 말씀이신가요?
P: Yes, it is.

6) P: Is Dr. Lee there for tomorrow?
N: 이 선생님은 이번 주말까지 안 계십니다.
P: Oh, then could you take a message for me?

7) S: Let me just double check your phone number.
P: Okay.
S: 전화번호가 623-205-7009 맞습니까?
P: Yes, that's correct.

Answers

Unit 03– Step 3 Dialogue in English

1) S: Hello, this is Hankuk Hospital. How can I help you?
P: Can I make an appointment for··· #$@$(connection is bad)
S: Hello? You're breaking up. I cannot hear you well.
P: Hello? ···.@@#$$$%%%...(voice is not heard)
S: Sorry, but could you call me back?

2) P: Hello, I'd like to···. (voice is too soft)
N: Hello? Could you speak up a little?
P: Sorry, I'd like to see the doctor @#$$@..

N: Excuse me? Come again, please? I didn't catch the doctor's name.

3) S: May I ask who's calling?

P: My name is Arnold Schwarzenegger.

S: Arnold··· Sorry, but what after that?

P: Schwarzenegger.

S: Could you spell your name, please?

4) P: Hello, is this the number for a health checkup?

S: Let me put you through. Just a moment, please.

P: Okay. Thanks.

5) N: Sorry, but it's booked up on that day.

P: Then how about Monday of the week after next week?

N: The week after next week, do you mean the week of the 21st?

P: Yes, that's correct.

6) P: Is Dr. Lee there for tomorrow?

N: Dr. Lee is away until this coming weekend.

P: Oh, then could you take a message for me?

7) S: Let me double check your phone number.

P: Okay.

S: Your phone number, is it six-two-three, two-O-five, seven-double-O-nine?

P: Yes, that's correct.

Unit 04

지시/요청하기: 검진, 검사에 필요한 신체동작 표현

Step 1

아래 표현을 영어로 어떻게 할지 먼저 생각해보세요.

- 오른팔을 손바닥이 위로 향하게 해서 여기 넣어주세요.
- 발을 모으고 똑바로 서서, 뒤쪽의 바에 등을 기대주십시오.
- 몸을 앞으로 숙이고 양손을 머리 위에 올리세요.
- 신발 벗고 침대 위로 올라가서 왼쪽으로 누우세요.
- 턱과 이마를 여기에 대시고, 움직이지 마세요.
- 검사가 진행되는 동안은 눈을 깜빡이면 안됩니다.
- 파이프를 문 상태로 숨을 깊게 들이쉬고, 최대한 힘껏, 끝까지 불어주세요.

Step 2

아래 대화문을 보면서 위 표현들을 확인해 보세요.

(N- Nurse, D- Doctor, P- Patient)

1) N: Let me check your blood pressure.
P: Okay. Should I roll up my sleeve?
N: Yes, thank you. Please put your right arm in here with your palm up.

2) P: Is this room 305?
N: Yes, come on in. Please stand straight up with your feet together. Lean your back against the bar behind you.
P: Like this?
N: Yes, that's perfect.

3) N: Are you ready?
P: I guess I am.
N: Good. Please lean forward, with your hands together behind your head.

4) P: This is my first time for an endoscopy. I'm scared.
N: Please don't be. It will be done in just 10 minutes.
P: Okay. Now, what?
N: Please take off your shoes and come up on the bed. Lie down on your left.

5) N: Come on in. Have a seat here, please.

P: Thank you.

N: Now, put your chin and forehead here. Please stay still.

P: Like this?

N: Good. Please try not to blink during the test.

6) N: Do you see this tube? Put it in your mouth, please.

P: Okay.

N: With the tube in, please take a deep breath. Good. Now, please breathe out as hard as you can. Blow it out all the way.

자, 어떤가요? 이런 신체 동작에 관한 지시표현이 생각보다 어려울 수도 있는데요, 우선 신체의 어떤 부분을 '위로 향하게 해서'라고 말하려면 'with 신체 부위 + up'을 사용하고, '아래로 향하게 해서'라고 표현하려면 'with 신체 부위 + down'을 사용하면 쉽습니다. 예를 들어 '고개를 아래로 숙인 상태로' 라고 할 때도 lowering your head 보다는 with your face down 이 이해하기 쉽겠죠? 따라서 혈압을 재는 기계에 한쪽 팔을 넣어달라고 표현할 때는 아래처럼 말할 수 있습니다.

오른팔을 손바닥이 위로 향하게 해서 여기 넣어주세요.
Please put your right arm in here with your palm up.

'무릎을 붙이고,' '발을 모으고'와 같은 표현도 with 로 간단하게 표현할 수 있습니다. "with your knees together," "with your feet together"처럼 말하면 쉽죠. 그리고 '똑바로 서다'라는 표현을 그냥 "Stand up."이라고 하면 보통 앉은 상태에서 "일어서."라는 뜻이 되므로 '허리를 펴고 곧은 자세를 취하라'고 말하고 싶을 때는 stand straight up 또는 stand right up

처럼 표현합니다. '기대다'라는 표현은 lean against something / lean on something 이니까, 아래와 같이 말할 수 있겠네요.

발을 모으고 똑바로 서서, 뒤쪽의 바에 등을 기대주십시오.
Please stand straight up with your feet together. Lean your back against the bar behind you.

'몸을 앞으로 숙이다'라고 할 때 bend를 쓰시는 분이 많던데요, bend와 lean은 어떻게 다를까요? Bend는 다리나 팔처럼 중간에 관절이 있어서 접히는 경우, 또는 몸을 완전히 앞으로 굽히는 경우에 더 많이 씁니다. bend your arms, bend your knees 처럼요. 그러나 lean 같은 경우는 서 있거나 앉아 있는 상태에서 머리나 몸을 앞, 뒤, 또는 옆으로 조금 '기울이는' 경우에 사용합니다. 즉, "몸을 앞으로 조금 숙이세요" 할 때는"lean forward a little"처럼 표현하는 것이죠. 따라서 위 표현은 아래와 같이 간단하게 말할 수 있어요.

몸을 앞으로 숙이고 양손을 머리 위에 올리세요.
Please lean forward, with your hands together behind your head.

'침대 위로, 또는 검사대 위로 올라오세요'라고 말할 때는 공통으로 come up on(또는 onto) somewhere를 사용합니다. 몸무게를 재는 저울처럼 발로 밟고 올라갈 수 있는 경우에는 step onto도 사용할 수 있습니다. '왼쪽 또는 오른쪽으로 누워주세요'라고 말할 때는 lie (down) on your left, lie (down) on your right처럼 중간에 on을 넣어주면 됩니다. 천장을 보고 똑바로 눕는 경우는 등이 아래로 가니까 lie on your back, 엎드리면 배가 아래로 가니까 lie on your belly라고 하겠죠?

신발 벗고 침대 위로 올라가서 왼쪽으로 누우세요.

Please take off your shoes and come up on the bed. Please lie (down) on your left.

턱이든, 이마든 어떤 신체 부위를 어느 곳에 대다, 놓다 라고 할 때는 가장 쉬운 put 을 사용하거나 rest, place 같은 동사도 쓸 수 있어요. '여기에 팔을 올리세요'라고 할 때 "Rest your arm here, please."처럼 말할 수 있죠. 그리고 무엇을 하지 말라고 할 때 Don't 를 사용해도 되지만 명령하는 것처럼 들릴 수도 있으니까 이럴 때는 앞에 Please try not to를 붙여서 말해보세요. 조금 더 부드러운 표현이 됩니다. "Don't move!"하고 명령하듯이 말하는 것보다는 "Please stay still.""Don't blink!"보다는 "Please try not to blink." 처럼요.

턱과 이마를 여기에 대시고, 머리를 움직이지 마세요.

Put your chin and forehead here. Please stay still.

검사가 진행되는 동안은 눈을 깜빡이지 않도록 해보세요.

Please try not to blink during the test.

그리고 '숨을 들이쉬고 내쉬다'라는 표현도 자꾸만 어렵게 inhale, exhale 하지 말고, breathe in, breathe out이라고 해보세요. "숨을 깊게 들이쉬고, 잠깐 참으세요. 이제 내쉬세요."라고 말할 때는 "Take a deep breath in… hold… now breathe out."처럼 표현할 수 있어요. 그런데 여기서 아마 '힘껏, 끝까지'라는 표현이 의외로 어려웠던 분이 계실 겁니다. 이럴 때는 '할 수 있는 만큼 세게'라는 의미로 as hard as you can이라고 말하면 됩니다. 이 표현은 '최대한 멀리,' '최대한 오래,' '최대한 많이' 등을 말할 때도 유용한데요, 각각 as far as you can, as long as you can, as many as you can 또는 as much as you can처럼 표현할 수 있답니다. 예를 들어 '손을 최대한 앞으로 뻗어보세요.'라고 할 때는 "Please try to stretch your hands forward as far as you can."이라고 할 수 있겠습니다.

파이프를 문 상태로 숨을 깊게 들이쉬고, 최대한 힘껏, 끝까지 불어주세요.
With the tube in, please take a deep breath in. Please breathe out as hard as you can. Blow it out all the way.

Bonus Expressions

이 밖에 유용한 다른 표현들도 공부해봅시다. (이번 과에서는 각종 검사와 검진을 할 때 사용할 수 있는 표현들을 살펴보겠습니다.)

1) 팬티만 입고 나머지 옷은 다 벗고, 검사복으로 갈아 입으세요.
- Please take off your clothes except underpants(briefs). Change into this gown.

2) 안경을 벗고, 반지, 시계 등 액세서리를 다 빼 주세요.
- Please take off your eyeglasses, rings, watch and other accessories.

3) 들어오세요.
- Please come in. / Come on in, please.

4) 여기 앉으세요.
- Please have a seat here.

5) 소매를 걷어주세요.
- Please roll up your sleeve.

6) 주먹을 쥐어보세요.
- Please make a fist.

7) 더 꽉 쥐어보세요.
- Make it harder/ firmer, please.

8) 주먹을 폈다 오므렸다 해보세요.

- Please try to open and close it. Please repeat that.

9) 이제 천천히 힘을 빼세요.

- Now, let it go slowly. / Now, you can relax.

10) 약간 따끔할 겁니다.

- Maybe a little bit sting. / You might feel a bit sting.
- You might feel a little prick.

11) 여기를 누르세요. 문지르지 마세요.

- Press here. Try not to rub it.

12) 발 모양 (스티커) 위에 (올라)서 주세요.

- Please step onto the foot print.
- Please stand on the foot print here.

13) 그대로 가만히 계세요.

- Please stay still. / Please stay put.

14) 고개를 앞으로 숙여보세요.

- Please move your head to look down.

15) 머리를 뒤로 조금만 젖혀 보세요.

- Please move your head backward a little.

16) 반 정도만 올리세요.

- Half way up, please.

17) 반 정도만 내리세요.
- Half way down, please.

18) 입을 벌려 보세요.
- Please open your mouth.

19) 더 크게 벌려주세요.
- Open wider, please.

20) 저처럼 이렇게 해보세요.
- Please do like me. Try to do this.

21) "아~" 해보세요.
- Please say "Ah."

22) 좀 더 크게 소리내보세요.
- A little bit louder, please.

23) 더 길게 해보세요.
- A little bit longer, please.

24) 손을 허리에 대고 한 발로 서 보세요.
- Put your hands on your waist and stand on one foot.

25) 최대한 오래 그 자세를 유지해보세요.
- Please stay in that position as long as you can.

26) 자, 이제 반대쪽입니다.

- Now, the other side.

28) 이 튜브를 불어보세요.

- Please blow into this tube.

29) 좀 더 세게 불어보세요.

- Try to make it harder, please.

30) 최대한 많이(여러 번) 해보세요.

- Please try it as much as you can. (정도를 표현할 때)
- Please try it as many as you can. (횟수를 표현할 때)

31) 똑바로 누우시고, 손은 옆으로 해주세요.

- Lie on your back, hands by your side, please.

32) 옆으로 누워주세요.

- Please lie on your side.

33) 저를 보고 옆으로 누우세요.

- Please lie on your side facing me.

34) 조금만 위로 올라가세요.

- (Move) A little bit up, please.

35) 조금만 아래로 내려가세요.

- (Move) A little bit down, please.

36) 왼쪽으로 돌아누우세요.

- Roll over to the left, please.

37) 오른쪽으로 돌아누우세요.

- Roll over to the right, please.

38) 무릎을 가슴 쪽으로 당겨주세요.

- Please pull your knees to the chest.

39) (대장 내시경 진입 시) 자, 이제 내시경이 들어갑니다. 엉덩이에 힘을 풀고 "아~"하고 소리를 내보세요.

- The tube is coming in from your behind. Please try to relax your muscle around there and say "Ah~."

40) (위 내시경 진입 시) 자, 이제 내시경이 들어갑니다. 음식을 삼킬 때처럼 목으로 넘겨 보세요.

- Now, the tube is coming into your throat. Please try to take it in there, like when you swallow food.

41) 이제 일어나세요.

- Now, please sit up from the bed.

42) 이제 천천히 내려오세요.

- Now, please come down slowly.

43) 웃옷을 가슴 위로 올려주세요.

- Please roll up your shirts up to your chest.

44) 셔츠 단추를 풀어주세요. Please unbutton your shirts.

45) 가운 끈을 풀어주세요. Please open your gown.

46) 검사 중에는 움직이거나 말씀하지 마세요.
- Please try not to move or talk during the test.

47) 긴장 풀고 편안히 계세요.
- Please try to relax. Try to make yourself comfortable.

48) 조금 차가울 겁니다.
- It might be a bit cold. / You might feel a little bit cold.

49) 약간 불편하실 겁니다.
- You might feel a bit uncomfortable.

50) 5분이면 끝날 겁니다.
- It will be done in just 5 minutes.

51) 중간에 아프거나 불편하면 손을 들어주세요.
- Please raise your hand if it feels hurt or uncomfortable.

52) 오른 쪽 시력은 0.7 이고, 왼쪽은 0.6 입니다.
- Your right vision is 0.7 (point-seven) and the left is 0.6. (point-six).

53) 잘 하고 계십니다.
- You're doing well. / You're doing great.

54) 거의 다 끝났습니다. 거의 다 해갑니다.
- Almost done. / (We're) Almost there.

55) 자, 이제 마지막입니다.
- Now, the final step.

56) 자, 마지막으로 한 번만 더 해보겠습니다.
- Now, let's try one last time.

57) 끝났습니다.
- Done. / Now it's done.

58) 아주 잘 하셨습니다. 수고하셨습니다.
- Very good. / You did great. Thank you.

59) 중간에 움직이셔서, 다시 한번 검사하겠습니다
- We should do it one more time, since you moved in the middle.

60) 영상이 흔들려서, 다시 한 번 검사하겠습니다.
- We should do it one more time, since the image is not clear.

61) 이쪽으로 나가시면 됩니다.
- You can go out this way.

62) 검사 용지를 가지고 가세요.
- Please take this slip with you.

63) 검진 결과는 2주 후에 나옵니다.
- The result will be ready in two weeks from now.

PART 1

64) 검진 결과를 우편으로 보내드릴까요? (우편으로 받으시겠어요?)
- Do you want me to send the test result by mail?
- Would you like to get the test result by (post) mail?

65) (검사하면서) 혹시 불편한 점은 없으셨나요?
- Is there anything you didn't like about the test?
- Is there anything you are not happy with the test?

Step 3

자, 그럼 이번에는 대화문 속에서 우리말로 되어 있는 부분을 영어로 바꾸어 보겠습니다. 앞 과에서 배운 내용도 나오니까요, 큰 소리로 연습해보세요.

(N- Nurse, D- Doctor, P- Patient)

1) N: 들어오세요. 여기 앉으세요.
P: Umm.. Right or left?
N: 오른 팔이요. 소매를 걷어주시고, 주먹 쥐어보세요.
P: Like this?
N: 좀 더 세게요. 자, 약간 따끔할 겁니다.

2) N: 이제 엎드려주세요.
P: Okay.
N: 조금만 올라가세요.
P: Up to here?
N: Oh, that's too much. 반 정도만 내려오세요.

3) N: Let me check your height and weight first.
P: Should I take them off?
N: 네, 슬리퍼를 벗고, 여기 위로 올라가세요. 발 모양 위에 서주세요.
P: Here?
N: 네, 손은 옆으로 하시고, 똑바로 서서 움직이지 마세요.

4) N: 셔츠를 위로 올려주세요.

P: Like this?

N: 약간 차가울 겁니다.

P: Wow, it feels…

N: 검사 중에는 움직이거나 말씀하시지 마세요.

5) N: 자, 이제 숨을 깊게 들이쉬세요.

P: …………

N: 참으셨다가, 내쉬어보세요.

P: ………….

N: 자, 그럼 이제 파이프를 입에 문 상태에서 숨을 깊게 들이쉰 다음, 힘껏, 끝까지 불어보세요.

6) N: 거의 다 끝나갑니다. 잘 하고 계시네요.

P: ………

N: 끝났습니다. 아주 잘 하셨어요.

P: Thank you.

N: 검진 결과는 2주 후에 나올 겁니다. 결과를 우편으로 보내드릴까요?

Answers

Unit 04– Step 3 Dialogue in English

1) N: Come on in. Have a seat here, please.

P: Umm.. Right or left?

N: Right arm. Please roll up your sleeve and make a fist.

P: Like this?

N: Make it harder, please. Now, you might feel a bit sting.

2) N: Now, please lie down on your belly.

P: Okay.

N: A little bit up, please.

P: Up to here?

N: Oh, that's too much. Half way down, please.

3) N: Let me check your height and weight first.

P: Should I take them off?

N: Yes. Please take off your slippers and come up on here. Please stand on the foot print.

P: Here?

N: Good. Hands by your side. Please stand straight up and stay still.

4) N: Please roll up your shirts.

P: Like this?

N: It might feel a bit cold.

P: Wow, it feels…

N: Please try not to move or talk during the test.

5) N: Now, take a deep breath in…

P: …………

N: Hold, and now breathe out.

P: ………….

N: With the tube in, please take a deep breath. Now breathe out as hard as you can. Blow it out all the way.

6) N: Almost done. You are doing well.

P: ·········

N: Done. You did great.

P: Thank you.

N: The test result will be ready in two weeks from now. Do you want me to send it by mail?

Unit 05

병원시설 및 생활 안내하기: 위치 설명 및 안내

Step 1

아래 표현을 영어로 어떻게 할지 먼저 생각해보세요.

- 이쪽으로 오세요.
- ATM은 저기 커피숍 지나면 바로 있어요.
- 엘리베이터를 타고 3층으로 올라가시면 왼쪽에 있어요.
- 영상의학과라고 쓰인 안내 표지판이 있을 겁니다.
- 도움이 필요하시면 벽에 있는 버튼을 누르세요.
- 귀중품 관리에 주의하시기 바랍니다.
- 침대에 계실 때는 옆 레일을 항상 올려주세요.
- 병실 전화는 받는 것만 가능합니다. (수신 전용)
- 입/퇴원 당일, 차량 1대당 6시간까지만 주차비가 무료입니다.

Step 2

아래 대화문을 보면서 위 표현들을 확인해 보세요.

(N- Nurse, S –Staff, P- Patient)

1) P: Where is the room 1401?
S: It's on the West Wing. Please come this way.
P: Oh, thank you.

2) P: Where should I go for an ATM?
S: ATM is right after the coffee shop over there.
P: Thanks.

3) P: Where can I find the Dr. Kim's office?
S: Please take the elevator to the 3rd floor. It will be on your left.
P: Where is the elevator?

4) P: For a CT scan, go down to the B2 level···And what?
N: A sign for Radiology department will be there.
P: Thank you.

5) N: For any help, please press the button on the wall.
P: The red one over my bed?
N: Yes, it is. And please keep your valuables safe. We are not responsible for any lost items.

6) N: This is your bed. Please make sure to keep this side rail up when you're on bed.

P: Okay. Can I use this phone to make a call?

N: No. It is for incoming calls only.

7) P: Should I get your stamp on this parking ticket?

S: Yes. Parking is free up to 6 hours for a car, on the day of admission and discharge.

P: Oh, I see.

다 찾으셨죠? 실제로 병원에서 자주 쓰는 말들인데, 막상 영어로 하려면 생각보다 쉽게 나오지 않는 표현이 바로 길 안내와 관련된 부분, 그리고 각종 생활안내 표현들입니다.

우선 외국인 환자나 보호자가 병원 내에서 길을 물을 때 무조건 '저를 따라오세요' 하고 "Follow me." 하는 분들도 많던데요, 바쁜데 일일이 다 데려다줄 수도 없고, 이럴 때 길 설명을 좀 더 잘할 수 있다면 좋겠지요? 찾는 곳이 가까운 경우에는 '이쪽으로 오세요.' 라는 뜻으로 "Please come this way." 라고 할 수 있어요. 더 간단하게 "This way, please."라고 하면서 손으로 그쪽을 가리키는 방법도 있답니다.

이쪽으로 오세요.
This way, please. / Please come this way.

그리고 길 안내에서 의외의 복병이 '~를 지나서 바로' 라는 표현이죠. 어렵게 생각할 필요 없이 right after 를 사용해보세요. '화장실 지나서 바로 있어요.' 라고 하려면 "It's right after the toilet."이라고 하면 쉽습니다.

그렇다면 '~를 지나기 바로 전에' 는 뭐라고 할까요? right before ~ 라고 하면 된답니다. 따라서 '약국은 정문 나가기 바로 전에 있어요.' 라고 하려면 "The pharmacy is right before the main door."라고 말할 수 있답니다.

ATM 은 저기 커피숍 지나면 바로 있어요.

The ATM is right after the coffee shop over there.

자, 그럼 이번 표현은 쉬울 겁니다. '왼쪽에'라는 표현은 on your left/ on your left side/ on your left hand side 등으로 말할 수 있고, 표현 방법은 두 가지입니다. It is + on your left처럼 목적지를 주어로 하는 경우와, You will see it / find it + on your left처럼 You를 주어로 하는 경우입니다. '~을 타고 ~로 올라가다/내려가다'라고 할 때는 take something (up/down) to somewhere 처럼 말합니다. '이 버스를 타고 강남역까지 가세요' 라고 할 때 "Take this bus to Gangnam station." 하는 것처럼 엘리베이터를 타는 것도 'Take the elevator + to + (해당 층수)' 로 말할 수 있죠. 즉, '엘리베이터를 타고 지하 2층으로 내려가세요'하려면 "Take the elevator down to the B2 level." '제일 위층까지 쭉 올라가세요.'하려면 "Take the elevator all the way to the top floor." 처럼 말할 수 있답니다.

엘리베이터를 타고 3층으로 올라가시면 왼쪽에 있어요.

Please take the elevator to the 3rd floor. It's on your left.

Please go up to the 3rd floor, taking the elevator. You will see it on your left. / You will find it on your left hand side.

'~가 보이실 겁니다' 또는 '~가 있을 겁니다' 라고 말할 때 물론 위에서 배운 것처럼 You will see something / You will find something 처럼 말할

수도 있지만, 이번에는 다른 표현 방법도 배워볼까요? 예를 들어 '1층으로 내려가면 수납창구가 있을 겁니다.' 라고 할 때 "Go down to the first floor, then you will see the payment counter." 라고 할 수도 있지만 "The payment counter will be on the first floor." 라고 설명할 수도 있답니다. 안내 표지판은 가장 쉽게 sign 이라고 말합니다. 따라서 '입원'이라고 쓰여 있는 안내표지판' 이라고 하려면 괜히 복잡하게 written as.. 같은 표현을 쓰기보다는 전치사 for 를 넣어서 "sign for Admission"이라고 간단하게 설명할 수 있겠죠.

영상의학과라고 쓰인 안내 표지판이 있을 겁니다.

A sign for Radiology will be there.

You will see a sign for Radiology department there.

You will find a sign for Radiology department there.

'도움이 필요하시면' 이라는 표현도 "If you need any help,"라고 할 수도 있지만 짧게 줄여서 "For any help,"처럼 말할 수 있습니다. '궁금한 점이 있으시면' 도 마찬가지로 "For any questions," 처럼 하면 간단합니다. 자, 그럼 '침대 머리맡에서 약간 위쪽, 벽 위에 붙어있는 버튼'은 어떻게 표현할까요? 이때는 the button on the wall, over your bed 라고 말합니다. 그럼 on과 over의 차이는 뭘까요? 우리말로는 둘 다 '위에'지만 전치사 on은 어떤 물건이 다른 면에 밀착해서 붙어 있을 때 주로 사용하고, over 는 딱 붙어 있지는 않지만, 위치가 '그 위쪽'일 때 사용합니다.

도움이 필요하시면 벽에 있는 버튼을 누르세요.

For any help, please press the button on the wall.

Please press the button on the wall, if you need any help.

목욕탕이나 수영장에 가면 꼭 붙어 있는 문구가 있죠? "귀중품은 카운터에 맡겨주세요. 분실 시 책임지지 않습니다." 병원에서도 마찬가지로 귀중한 물건은 잃어버리지 않도록 조심해라, 라는 뜻으로 비슷한 말을 할 수 있는데요. Keep + something + safe라고 하면 '잃어버리지 않게 잘 간수하다'라는 표현이 됩니다. 대상이 '소지품'이라면 belongings, '귀중품'이라면 valuables 같은 단어를 사용할 수 있겠죠. 다소 딱딱한 말투지만 공공장소나 문서에서 자주 쓰는 말로 leave + something + unattended라는 표현도 있어요. 즉 '어떤 물건을 (남들이 쉽게 가져갈 수 있는) 장소에 둔다'는 뜻이죠. 이 표현을 활용하면 "중요한 물건을(아무 데나 놓지 말고) 잘 관리하세요"라는 의미로 "Please make sure you don't leave anything important unattended." 같은 표현도 사용할 수 있어요. 참고로 '분실 시 우리 병원은 책임이 없다'라고 할 때는 "We (the Hospital) are not responsible for any lost items."라고 쓴답니다.

귀중품 관리에 주의하시기 바랍니다.
Please keep your valuables safe.
Please keep your personal belongings or valuable items safe.
Please make sure you don't leave anything important unattended.

저희 병원은 분실 시 책임을 지지 않습니다.
We (The Hospital) are not responsible for any lost items.

동사 keep이 나왔으니까 또 병실에서 활용할 수 있는 표현을 하나 더 배워볼까요? 비행기를 타면 듣게 되는 말 중에 '안전띠를 꼭 하고 계십시오'라는 뜻으로 "Please keep the seatbelt on"이라는 표현이 있습니다. Keep 다음에 주로 떼었다 붙였다 할 수 있는 것, 그리고 on 을 붙이면 '~을 꼭 하고 있으라'는 표현이 되지요. 아이가 답답해서 마스크를 벗으려고 할 때 엄마가 "마스크 벗지 마. 쓰고 있어." 라고 하려면 "Keep the mask on." 하는 것처럼요. 낙상을 방지하기 위해 침대 옆에 설치된 사이드 레일을 환자의 안전을 위해서 '항상 올린 상태로' 유지해달라고 말할 때는 어떻게 할까요? 이때는 up을 사용해서 keep the side rail up처럼 말하면 간단합니다. 그리고 '반드시 ~해 주십시오'라고 할 때 여기저기 다 사용할 수 있는, 마법의 표현 하나 알려드릴까요? 그건 바로, Please make sure to do something입니다. 이 표현은 다음 장, 주의사항 설명하기 편에서도 나올 예정이니까요, 일단 여기서는 가볍게 한 번 보고 넘어가기로 하죠.

침대에 계실 때는 사이드레일을 항상 올려주세요.

Please make sure to keep the side rail up when you're on the bed.

Please don't forget to keep the side rail up when you're on the bed.

발신 전화는 outgoing 또는 outbound, 수신 전화는 incoming 또는 inbound라고 하는데요, '전화를 걸 수는 없고, 받는 것만 가능합니다'라고 하려면 간단하게 for incoming calls only라고 할 수 있어요. '내선 전화만 이용할 수 있어요.'라고 하려면 "This is for in-house calls only." 또는 "This phone is for extension only." 라고 하면 됩니다.

이 전화는 받는 것만 가능합니다. (수신 전용)

It is for incoming calls only.

The phone here in the room is for incoming calls only.

자, 그럼 주차와 관련한 내용은 어떻게 말할까요? 주차권은 parking ticket이라고 하면 되고, 도장을 찍는 것은 stamp니까 만약에 '주차권 도장 찍어드릴까요?'라고 하려면 "Do you want me to stamp on your parking ticket?"이라고 하거나 "Do you need a parking stamp?"라고도 할 수 있습니다. 몇 시간까지만 무료이고, 그 이상 초과하면 요금을 부과한다고 말할 때는 free up to X hours라고 하면 간단합니다. 뒤에 꼭 "Extra fee will be charged after 6 hours." 라고 설명하지 않아도 이미 up to 자체가 그런 뜻을 포함하고 있죠.

입/퇴원 당일, 차량 1대당 6시간까지만 주차비가 무료입니다.
Parking is free up to 6 hours for a car, on the day of admission and discharge.
Parking is free up to 6 hours for a car, on the day of check-in and check-out.

Bonus Expressions

이 밖에 유용한 다른 표현들도 공부해봅시다. (이번 과에서는 병원 내 시설 안내 및 입원 생활 안내에 필요한 표현을 살펴보겠습니다.)

1) 이쪽 침대를 사용하시면 됩니다.
   - This is your bed. / You can use this bed./ This bed is yours.

2) 면회시간은 오전 9시부터 밤 9시까지입니다.
   - Visiting hours are from 9 am to 9 pm.
   - Visitors are allowed from 9 am to 9 pm.

3) 병원 식사는 하루에 세 번, 아침 7시 반, 낮 12시 30분, 저녁 6시에 제공됩니다.
   - We provide your meals three times a day, at 7:30 am, 12:30, and 6 pm.
   - Your meals are provided three times a day, at 7:30 am, 12:30, and 6 pm.

4) 회진은 하루 2회로 오전 8시~9시, 오후 5시~6시입니다.
   - Your doctor will come and see you twice a day, from 8 to 9 am, and from 5 to 6 pm.
   - Your doctor will make rounds twice a day, from 8 to 9 am, and from 5 to 6 pm.

5) 병원 생활용품은 지하편의점에서 구매할 수 있습니다.
   - You can buy daily necessities at the CVS on the basement.
   - Daily necessities are sold at the CVS on the basement floor.

PART 1

6) 세면도구나 개인 컵, 수건, 실내화 등은 가져오셔야 합니다. (병원에서 지급하지 않습니다)
- We don't provide personal items like toiletries, cups, towels, and room shoes.
- Personal items such as toiletries, cups, towels, and room shoes are not provided by the hospital.

7) 개인용품에는 이름을 꼭 적어주세요.
- Please write your name on all of your personal items.
- Please make sure all your belongings are marked with names.

8) 베개와 담요는 환자에게만 지급합니다.
- We provide beddings like pillows and blankets only for the patient.
- Beddings like pillows and blankets are provided only to the patient.

9) 외부 음식물은 반입할 수 없습니다.
- You cannot bring in any food or beverages from outside.
- You are not supposed to bring in any food or beverages from outside.

10) 만 6세 이하 어린이는 중환자실(ICU: Intensive Care Unit)에 들어올 수 없어요.
- Children under the age of 6 are not allowed to the ICU.
- Children under the age of 6 are not supposed to come in to the ICU.

11) 보호자 대기실은 바닥에 있는 녹색 선을 따라가세요.
- For a waiting room, please follow the green line on the floor.
- You can follow the green line on the floor to find a waiting room.
- The green line on the floor will lead you to the waiting room.

12) 저쪽 기계에서 번호표를 뽑고 잠시만 기다리세요.
- Please get a queue ticket from the dispenser (machine) there and wait for a minute.

13) 번호가 뜨면 창구로 가시면 됩니다.
- Please go to the counter once your number is on the screen.
- Please go to the counter once your number shows up on the screen.

14) 수납을 먼저 하고 여기로 다시 오세요.
- Please get back here once you're done with the payment.
- Please come back here after you pay the bill.

15) 원무과에서 처방전을 받고, 약국으로 내려가세요.
- Please go to the payment counter to get your prescription, and go down to the pharmacy.

16) 처방전을 주세요. 준비되면 이름을 불러드릴게요.
- Please give me your prescription. Let me call your name when it's ready.

PART 1

17) 1인실 또는 특실을 원하시면 간호사실로 문의하세요.
- For a private or VIP room, please come and ask the nursing station.
- Please ask the nursing station if you would like to stay in a private or VIP room.

18) 환자복 및 시트 교환이 필요하시면 간호사에게 말씀해 주세요.
- For a new gown or a bedding sheet, please come and talk to your nurse.
- Please come and talk to your nurse if you need to change a gown or a bedding sheet.

19) 벗어 놓은 환자복이나 오염된 시트는 세탁물 수거함에 넣어 주십시오.
- Please put used gown or bedding sheets into the laundry basket (box).

20) 입원 중 외출 또는 외박이 필요한 경우, 주치의의 허가가 필요합니다. (허가 없이 외출 또는 외박을 할 수 없습니다.)
- You are not allowed to leave this hospital during the day or at night without your doctor's permission.
- You need to have permission from your doctor for a day leave or an overnight leave.

21) 냉장고는 깨끗이 사용해 주시고, 퇴원 시 냉장고에 보관한 음식, 용기 등은 반드시 가져가시기 바랍니다.
- Please keep the fridge clean and don't leave any food or containers behind when you check out from here.

22) 환자의 안정을 위해 밤 10시 이후에는 불을 꺼 주시고, TV 시청은 휴게실을 이용하여 주십시오.

- For a patient's rest, please turn off the light after 10 pm. For watching TV, please go to the resting area.
- Please turn off the light after 10 pm for a good rest of our patients. You can watch TV in the resting area.

23) 휴게실은 복도 끝에 있습니다.

- Resting area is at the end of the hallway.

-You will see a resting area at the end of the hallway.

Step 3

자, 그럼 이번에는 대화문 속에서 우리말로 되어 있는 부분을 영어로 바꾸어 보겠습니다. 큰 소리로 연습해보세요.

(N- Nurse, S – Staff P- Patient)

1) P: Where should I go for blood sampling?
S: 엘리베이터를 타고 5층으로 올라가세요.
P: Okay. Thanks.

2) N: 주차 도장 찍어드릴까요?
P: Yes, I need that. Is it free for a whole day?
N: 아니요, 입퇴원 당일에 차량 한 대당 6시간 까지만 무료입니다.
P: Oh, I see. Thanks for letting me know.

3) N: 자, 이 침대를 사용하시면 됩니다. 도움이 필요하시면 침대 위에 있는 버튼을 누르세요.
P: You mean this one on the wall?
N: Yes, and for your safety, 침대에 계실 때는 항상 사이드레일을 올려주세요.
P: Okay. Like this?

4) P: Is this a drawer for keeping my stuff?
N: Yes, 귀중품을 잃어버리지 않도록 주의해주세요. 잃어버리셔도 저희는 책임지지 않습니다.
P: Okay. And. where is the shower room?
N: 여자 화장실 지나서 바로 있어요.

5) P: Where can I pay the bill?

N: The payment counter is over there.

P: Ah··· how does it work? Should I just wait there?

N: 저쪽 기계에서 번호표를 뽑고 잠시만 기다리세요. 전광판에 번호가 뜨면, 창구로 가시면 됩니다.

6) P: Where should I buy toiletries like toothbrush?

N: 세면도구는 지하 편의점에서 구입하시면 되요.

P: Hmm. And···how about blankets for my husband?

N: 죄송하지만 베개나 담요 등은 환자에게만 지급합니다.

P: Oh, then I may need to bring them from home.

7) N: 밤 열 시 이후에는 불을 끄셔야 해요.

P: Oh, sorry. But I need to watch this game!

N: TV 시청은 그럼 휴게실로 가서 해주세요. 휴게실은 복도 끝에 있습니다.

P: Okay.

Answers

Unit 05 – Step 3 Dialogue in English

(N- Nurse, S – Staff P- Patient)

1) P: Where should I go for blood sampling?

S: Please take the elevator to the fifth floor.

P: Okay. Thanks.

2) N: Do you want me to stamp on your parking ticket?

P: Yes, I need that. Is it free for a whole day?

N: No. It is free up to six hours for a car, on the day of your check-in and check-out.

P: Oh, I see. Thanks for letting me know.

3) N: Here, this is your bed. For any help, please press this button over the bed.

P: You mean this one on the wall?

N: Yes, and for your safety, please keep the side rail up when you're on the bed.

P: Okay. Like this?

4) P: Is this a drawer for keeping my stuff?

N: Yes, Please keep your valuables safe. We are not responsible for any lost items.

P: I see. And···where is the shower room?

N: It is right after the lady's room (toilet).

5) P: Where can I pay the bill?

N: The payment counter is over there.

P: Ah··· how does it work? Should I just wait there?

N: Please get a queue ticket from the machine there and wait for a minute. And go to the counter once your number is on the screen.

6) P: Where should I buy toiletries like toothbrush?

N: You can buy toiletries from the CVS on the basement floor.

P: Hmm. And.. how about blankets for my husband?

N: Sorry, but we provide beddings like pillows and blankets only to the patient.

P: Then I may need to bring them from home.

7) N: Please turn off the light after 10 pm.

P: Oh, sorry. But I need to watch this game!

N: For watching TV, please go to the resting area. It is at the end of the hallway.

P: Okay.

MEMO

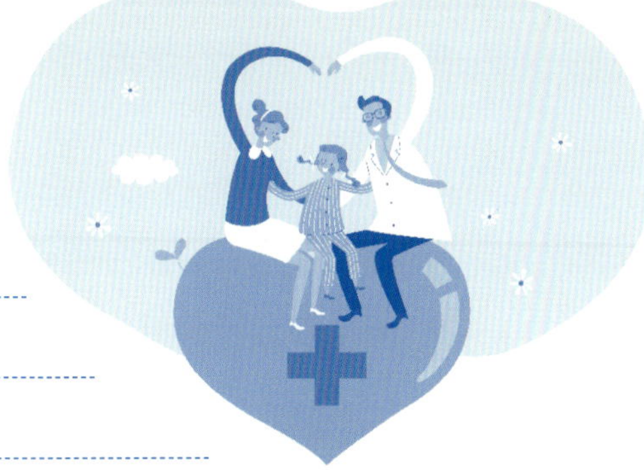

Unit 06

환자에게 설명하기: 복약지도 및 주의사항

Step 1

아래 표현을 영어로 어떻게 할지 먼저 생각해보세요.

- 이 약은 소염진통제입니다.
- (이 약을 드시면) 약간 졸릴 수 있어요.
- 이 약은 통증을 참기 힘들 때만 드세요.
- 다른 약으로 바꿔 드리고, 경과를 한번 지켜보도록 하죠.
- 여기 노란색 작은 알약이 항히스타민제입니다.
- 화장실에서 미끄러져 넘어지지 않도록 주의하세요.
- 실밥을 풀 때까지는 절대로 물이 들어가면 안됩니다.
- 그냥 놓아 두세요. 하루 이틀이면 딱지가 저절로 떨어질 겁니다.
- (수술 후) 부기를 빼려면 주무실 때 머리를 높은 곳에 두세요.
- (수술 후) 부기나 멍은 피부 타입(살성)에 따라 개인차가 있지만, 대부분 1주일이면 없어집니다.
- (절개 부위에) 심한 열감이 있거나 심하게 부어오르면 전화 주세요.
- (수술 후) 가벼운 샤워는 가능하지만 통목욕이나 사우나는 3주 이후부터 가능합니다.

- (눈 수술 후) 옅은 화장은 괜찮지만, 속눈썹이나 마스카라는 안됩니다.
- (턱 수술 후) 밤에 주무실 때도 압박 붕대를 꼭 해주세요.

Step 2

아래 대화문을 보면서 위 표현들을 확인해 보세요.

(N- Nurse, Ph – Pharmacist, P - Patient)

1) P: What are these yellow pills?
   Ph: They are anti-inflammatory painkillers. It is to prevent inflammation and relieve pain.
   P: Okay. How often should I take them?

2) P: Is there any side effect I should expect?
   Ph: You might feel a bit drowsy. You should avoid driving while on this medicine.
   P: And.. What are these pills in a separate pouch?
   Ph: That's for when your pain is extremely bad.

3) P: It's been more than 2 weeks now but I'm not getting any better. I would like to try some other pills. Can I?
   D: Hmm.. Then let me give you a new prescription. You can try this and let's see how it goes.

4) P: Sorry, but what was for my sneezing?
   Ph: The yellow and small pills here are anti-histamines.

P: Ah, I see.

5) P: Is there any other thing I should be careful of?
N: Please make sure not to slip off the bathroom floor. And please try not to bend forward when washing your hair.
P: Oh, I should get some help from my wife, then.

6) P: When can I have a shower?
D: Not yet. Please make sure to keep the spot away from water before stitching out.
P: Can I still wash here with wet tissue?

7) P: What should I do about this?
N: Just leave it. The scab goes away in a day or two.
P: Okay. What can I do about the swelling part?
N: Please keep your head above the chest level when you sleep. It helps you avoid too much swelling.

8) P: My friend said she had a big bruise after surgery. Will I be the same?
N: It all depends on your skin texture, but in most cases, swelling or bruising goes away in a week or so.
P: When should I call you?
N: Please call us if you have a burning feeling around the cut or excessive swelling.

9) P: When can I start washing myself?
N: A quick shower is okay, but you should avoid a bath or a sauna

for three weeks.

P: Oh, then what about a makeup? Is it okay after stitching out?

N: A cover-up makeup is okay, but no fake lashes or mascara.

10) N: Please make sure to keep this chin wrap on when you sleep at night.

P: What? Even at night?

N: Yes. It is important for stabilizing your bones and muscles.

외국인 환자에게 한국에서 치료받으면서 이상하거나 불편했던 점이 있었는지 물었더니 상당수가 약국에서 처방한 약을 줄 때 병이나 박스에 담긴 채로 주지 않고 한번에 먹을 분량씩 나누어 종이 주머니에 담아준 것이 매우 신기했다고 하더군요. 그리고는 약사가 종이 위에 '아침', '점심', '저녁' 이렇게 써준 후에 각각의 알약에 대해서는 아무런 설명이 없어 작은 종이봉투에 들어있는 약 중 어느 것이 진통제이고 어느 것이 소화제인지 알 수가 없어 불편했다는 이야기도 했습니다. 아무래도 본인이 익숙한 환경이 아니다 보니, 이렇게 작은 부분도 자세하게 설명해주지 않으면 외국인 환자 입장에서는 불안할 수도 있겠다는 생각이 듭니다. 외국인 환자에게 약을 줄 때는 간단하게나마 약의 용도를 설명해주는 것이 어떨까요? 그러려면 항생제, 소염제, 진통제 등의 기본적인 단어를 영어로 알고 있어야 하고, 이런 단어 중에는 일상생활에서 자주 쓰지 않는 것들도 있으므로 환자가 일반인인 점을 고려해 가능하면 쉬운 단어로 설명을 해주는 것이 좋겠습니다. "This is for your stomach, and this is for a better sleep"처럼 쉽게 풀어 설명하는 연습을 해보세요.

이 약은 소염진통제인데요, (염증을 막아주고 통증을 완화해줍니다.)
This is an anti-inflammatory painkiller. It is to prevent inflammation and relieve pain.

참고 예를 들어 환자에게 약을 주면서 아래처럼 간단히 설명을 붙일 수 있습니다.

이건 항생제인데요, 감염 예방을 위한 겁니다.
This is antibiotics, it's for infections.
이건 제산제인데요, 위장 내 산도를 낮추는 역할을 합니다.
This is antacid, it's for reducing acid in your stomach.
이건 하제라고 하는 건데요, 대변을 자주 보시게 될 겁니다.
This is laxative, this makes you go to the toilet more often.
이건 마약성 진통제인데요, 매우 강력한 진통제로, 남용하면 위험할 수도 있어요.
This is narcotics, very strong painkiller. It could be dangerous if you take it too much.

우리말에서도 '아' 다르고 '어' 다르듯이 영어에서도 조동사 하나로 환자에게 겁을 줄 수도 있고 안심을 시킬 수도 있습니다. 무슨 이야기냐 하면, 병원에서 '~할 수도 있어요' 의 의미로 can을 쓰거나 '~할 겁니다'라고 할 때 will을 쓰는 분이 많던데요, 사실 영어에서 can이나 will은 상당히 어감이 강한 조동사들입니다. 이런 조동사의 사용은 특히 환자가 겪을 수 있는 부작용이나 불편함에 관해 설명할 때 더욱 중요해집니다. 예를 들어 "This can make you feel pain." 이라고 하면 환자 입장에서는 겁이 납니다. 왜냐하면, can은 단순한 가능성을 나타내기보다는 좀 더 의미가 강하기 때문이죠. 똑같은 상황에서 "You might feel a little bit of pain." 이라고 하면 듣는 사람 처지에서 덜 염려하게 됩니다. 즉, 환자를 겁주고 싶다면(?) will, 그 다음으로는 can, 가능성이 있다는 정도로 표현하고 싶다면 could, 가능성이 있지만 그다지 높지 않을 때는 may나 might를 쓰는 것이 좋습니다. 우리말 표현이 '약간 졸릴 수 있어요.' 이라고 해서 무조건 "This can make you feel sleepy." 라고 하는 것보다는 환자의 입장에서 "You might feel a bit drowsy" 정도로 부드럽게 표현하면 좋겠죠? 예를 들어 '이 약을 드시면 속이 약간 더부룩할 수 있습니다.'라고 말할 때는 "You might feel a bit gassy after taking this."처럼 말할 수 있겠습니다.

(이 약을 드시면) 약간 졸릴 수 있어요.
You might feel a bit drowsy (after taking this medicine).
(이 약을 드시면) 속이 약간 더부룩할 수 있어요.
You might feel a bit gassy (after taking this medicine).

'~할 때만'이라고 한정의 의미를 표현하고 싶을 때는 only when 또는 only if를 사용합니다. 예를 들어 '너무 아파서 도저히 참기 어려울 때만 이 버튼을 눌러주세요.' 라고 할 때는 "Please press this button only when you cannot take it anymore."처럼 말할 수 있습니다. '참는다'라는 표현도 여러 가지가 있지만 가장 흔히 쓰이는 쉬운 단어로 hold it / take it / stand it 등을 사용합니다. 이 표현은 통증에만 쓰는 것은 아닙니다. "I just cannot take it anymore. / I just cannot stand it anymore."처럼 감정적으로나 물리적으로 '더 이상은 참을 수가 없다.'라고 할 때에도 사용합니다. 또한 통증이 '심하다, 아프다' 할 때 가장 쉽게 쓸 수 있는 단어는 bad 입니다. 앞에서도 한 번 나왔는데요, 통증의 정도를 물어볼 때 "how bad is it?" 이라고 했었죠. 그러니까 '통증이 정말 심할 때'라고 하려면 "when your pain is extremely bad"와 같이 표현하면 됩니다. 또는 only를 '극심한 통증' 뒤에 붙여서 앞 장에서 '(이 전화는) 수신 전용입니다' 할 때 "This is for incoming calls only." 라고 했던 것처럼 "This is for severe pain only." 라고 말할 수도 있답니다.

이 약은 통증을 참기 힘들 때에만 드세요.
(통증이 매우 심할 때에만 드세요.)
- Please take it only when your pain is extremely bad.
- This is for when it's too painful.
- This is for severe pain only.

일상생활에서 우리가 흔히 쓰는 표현 중에서 '일단 ~ 해보고, 상황을 지켜보자, 또는 어떻게 되는지 보자'라는 표현이 있습니다. 이때 가장 쉽게 쓸 수 있는 말이 바로 "Let's see how it goes." 인데요, '어떤 선택이나 방법이 괜찮은지 어떤지 (시간을 두고) 보자' 라는 의미로 사용합니다. 비슷한 표현으로 "Let's see what happens."도 있어요. 여기서처럼 약이나 어떤 치료방법 등의 '효과/효능'의 의미를 말할 때는 let's see how it works 라고도 할 수 있답니다.

다른 약으로 바꾸어 드릴 테니까요, 경과를 한번 보도록 하죠.
(다른 약을 복용해보시고, 효과가 있는지 보도록 하죠.)
- Let me give you a new prescription. You can try this and let's see how it goes.
- Let me give you a different medicine, and let's see how it works.

약을 설명할 때 쉽게 하려면 먼저 색깔, 모양 또는 크기 그리고 이것이 알약인지, 캡슐인지, 물약인지 등을 맨 뒤에 붙이면 됩니다. 예를 들어 '연녹색 둥근 캡슐이 콧물 약입니다'라고 하려면 "the light-green, round-shape capsule is for your runny nose." 라고 말하면 되겠죠. 당연히 알겠지 하고 설명을 안 해주거나, 너무 설명을 자세히 하면 무시하는 것처럼 보일까 봐 대충 약만 건네주는 것보다는 이렇게 친절하게 설명해주면 외국인 환자 입장에서는 오히려 자신을 배려한다고 느껴 고마워할 것입니다.

여기 노란색의 작은 알약이 항히스타민제입니다.

The yellow small pills here are anti-histamines.

This is anti-histamine, as you can see yellow, small pills here.

입원한 환자에게도 중요하고, 수술 후 퇴원하는 환자에게도 자주 하게 되는 말 중 하나로 '넘어지지 않도록 조심하라'는 표현이 있는데, 어떻게 하면 이 말을 쉽게 할 수 있을까요? '넘어지다'라는 표현도 참 다양한데, 화장실이나 목욕탕처럼 바닥이 미끄러운 곳에서 넘어지는 것은 slip이라는 동사를 써서 slip off the floor라고 하고, 계단에서 굴러 넘어지는 것은 tumble down the stairs처럼 합니다. 침대처럼 바닥에서 어느 정도 높이가 있는 곳에서 아래로 떨어지는 것은 fall off from the bed로 표현하면 됩니다. 바닥에 툭 튀어나온 것에 걸려 넘어지는 것은 trip over a stone처럼 표현합니다. 그리고 앞 장에서 한번 다루었던 마법의 표현, Please make sure to do something 기억하고 계시죠? '반드시/ 꼭 ~ 해주세요'라는 뜻으로 사용합니다. '~하지 않도록 주의해주세요'라고 말하려면 Please make sure not to do something처럼 사용합니다. To 뒤가 길어지면 make sure 뒤에 주어+동사를 붙여서 Please make sure you don't do something처럼 말할 수도 있답니다. '~를 피해 주세요' 라고 할 때 Please avoid 또는 Please make sure to avoid something 과 같이 말할 수도 있고, '~을 하지 않도록 조심해주세요'라는 뜻으로 Please be careful not to do something처럼 말할 수도 있답니다. 이런 표현들은 환자에게 각종 주의사항을 말할 때 자주 사용해야 하니까요, 입에 붙도록 반드시 여러 번 소리 내서 연습해 두세요!

화장실 바닥에서 미끄러져 넘어지지 않도록 주의하세요.

- Please make sure not to slip off the bathroom floor.
- Please be careful not to slip off the bathroom floor.

다음은 '실밥' 관련 표현인데요, 일단 '실밥을 풀다'라는 표현은 stitch out이라고 간단하게 말할 수 있고, remove stitches라고도 할 수 있어요. '~할 때까지는'이라고 말하려면 until이나 before를 사용하면 되겠죠? 그리고 '물이 닿지 않도록 해라, 물이 들어가지 않도록 해라' 이런 말을 하고 싶을 때는 어떻게 할까요? 어떤 분은 "Don't touch water!"라고 하시던데요, 물론 이렇게 해도 환자가 알아듣기는 하겠지만 좀 더 영어답게 표현하려면 어떻게 해야 할까요? 이럴 때는 동사 keep을 사용해서 keep the spot(수술 부위)/ the cut(절개부위) + away from water라고 표현 할 수도 있고, let something in 표현을 사용해 Please don't let any water in 이라고도 말할 수 있답니다. 그렇다면 여기에 우리가 배운 마법의 표현, Please make sure to를 붙이면 어떻게 될까요?

실밥을 풀 때까지는 절대로 물이 들어가면 안됩니다.
- Please make sure to keep the spot away from water before stitching out.
- Please make sure you don't let any water in there until the stitches are removed.

또 의사나 간호사분들이 자주 하는 말이 바로 '그냥 놔두면 저절로 좋아집니다.' 또는 '그냥 놔두면 저절로 없어집니다.' 라는 표현이죠. 이때는 '그냥 두다'라는 의미를 살려서 Just leave it이라고 할 수도 있고, '아무것도 따로 할 필요가 없다'라는 뜻으로 No need to do anything about it. 이라는 표현도 자주 사용한답니다. '하루 이틀이면 저절로 없어진다'라고 표현하고 싶을 때는 간단하게 "It goes away in a day or two."라고 하면 끝! 그럼 보너스로 기간 표현을 알아볼까요? '하루 이틀 정도 후'면 in a day or two라고 하고, 정확하지는 않지만 대략 4~5일을 넘지 않는 '며칠 후'는 in a couple of days, 또는 in a few days, '약 1주일 후'는 in a week or so를 사용합니다. 어떤 병원에서 '2~3주 정도면 흉터가 완전히 사라집니다.'라고 하는 문장을 "The scar will be invisible in several weeks"라고 쓴 것을 보았는데요, 회화라면 정말 간단하게 "The scar goes away in a couple of weeks." 또는 "You won't see(또는 notice) any scar in a few weeks." 처럼 표현할 수 있겠네요.

그냥 놔 두세요. 하루 이틀이면 딱지가 저절로 떨어질 겁니다.

Just leave it. The scab goes away in a day or two.

No need to do anything about it. The scab falls off in a day or two.

보통 눈 수술, 코 수술, 턱 수술 등 얼굴 쪽에 수술을 한 경우 붓기를 방지하거나 빨리 가라앉히기 위해서 환자에게 잘 때 머리를 심장보다 높은 곳에 두고 자라는 이야기를 하는데요, 이때 많은 분들이 elevate 같은 동사를 사용하더군요. 좀 더 자연스럽게 말할 방법은 없을까요? 머리를 심장보다 높은 곳에 두라는 말은 "keep your head above the chest level"이라고 할 수 있겠습니다. 또는 뒤로 젖혀 비스듬하게 누운 자세가 되는 안락의자를 보통 리클라이너(recliner) 라고 하는데, "make your bed like a recliner, using extra pillows. (상체 밑에 베개를 받쳐 침대에 비스듬히 기댈 수 있도록 하세요)" 라고 말하면 쉽게 알아듣습니다. 이 표현은 또 완전히 눕지 말고 '반 정도 앉은 자세로' 라는 의미도 되니까 우리가 검진 표현에서 '똑바로'라는 뜻으로 배운 upright를 사용해서 "Try to sleep in a semi-upright position/ in a half-sitting position (반 정도 일어나 앉은 상태로 주무세요)" 라고도 할 수 있겠네요. 붓는 것은 영어로 swell 이라고 하니까 '부기'는 swelling이라고 간단하게 표현하세요.

(수술 후) 붓기를 가라앉히려면 잘 때 머리를 높은 곳에 두세요.

- Please keep your head above the chest level when you sleep. It helps you avoid too much swelling.
- Please make your bed like a recliner using extra pillows. This is helpful to reduce swelling.
- Please try to sleep in a semi-upright position. This is recommended to relieve swelling after surgery.

'피부의 성질'을 말하는 '살성'에 따라 똑같은 방법으로 수술해도 어떤 환자는 더 많이 붓고, 멍도 더 심하게 드는 경우가 있는데요, 환자의 피부 상태에 따라 붓기가 더 심하거나 오래가고, 멍도 더 나중에 없어질 수 있다는 내용을 설명해야 합니다. '~에 따라 달라진다' 또는 '개인차가 있다' 라는 의미로 가장 쉽고 유용한 표현이 바로 It depends on something입니다. 피부의 성질은 skin texture, 또는 skin complexion으로 표현할 수 있어요. 멍이 드는 것은 bruising이라고 하면 됩니다. 따라서 '살성에 따라서' 라는 표현은 "It depends on your skin texture." 또는 "Depending on your skin texture, ---" 이라고 말할 수 있겠네요.

(수술 후) 붓기나 멍은 피부타입 (살성)에 따라서 개인차가 있지만, 대부분의 1주일 정도 후면 없어집니다.

- It all depends on your skin texture, but in most cases, swelling or bruising goes away in a week or so.
- It could be different depending on your skin complexion, but in most cases, swelling or bruising does not stay longer than a week.

수술 후에 어느 정도 붓거나 멍이 드는 것은 일반적이지만, 날짜가 꽤 지났는데도 붓기가 심하거나 수술 부위가 심하게 따가울 때 병원에 연락을 하라고 하는 경우에 어떻게 말할까요? 의료진이 사용하는 증상 표현은 환자 입장에서 어렵게 느껴지는 경우가 많습니다. '불편감'을 그대로 번역해서 discomfort라고 하는 것이 대표적인 예입니다. 수술 부위 또는 절개부위를 surgical area, incision 등의 어려운 용어로 말하는 것보다는 환자에게 익숙한 wound 또는 cut, spot 등으로 바꿔서 말하는 연습을 해 보세요. 열감 또는 작열감은 타는 듯이 뜨겁고 따가운 느낌을 말하니까, 쉽게 표현하면 have a burning feeling around the cut 또는 feel too much heat around the spot 정도로 말할 수 있겠습니다.

(절개 부위에) 열감이 있거나 심하게 부어 오르면 전화 주세요.
- Please call us if you have a burning feeling around the cut or excessive swelling.
- Please call us if you feel too much heat around the spot, or excessive swelling.

샤워처럼 잠깐 물이 닿는 것은 괜찮지만, 목욕이나 찜질방 같은 사우나는 3주 동안 '금해야' 한다고 말할 때, 가장 쉬운 방법은 You should avoid something입니다. 이 표현은 '당분간 술이나 담배를 멀리해주세요' 할 때도 "You should avoid drinking or smoking for a while."처럼 쓸 수 있고, 음식 관련해서 '맵고 짠 음식은 드시지 마세요' 라고 할 때도 "You should avoid spicy or salty food."처럼 쓸 수 있는, 그야말로 만능 표현입니다. '~은 2주 후부터 가능하다, 한 달 후부터 가능하다'처럼 기간과 허용하는 내용을 설명할 때는, 간단하게 ~동안 이라는 뜻의 전치사 for를 사용해서 you should avoid something for the next two weeks 또는you should avoid something for one month처럼 해도 되고, 'you need + 기간 + before

+ (허용하는 내용)'과 같은 문장을 만들 수도 있어요. 즉 '2주 후부터 정상적인 식사가 가능하다'라고 하려면 "You need two more weeks before a normal meal."이라고 말할 수도 있답니다.

(수술 후) 가벼운 샤워는 가능하지만 통목욕이나 사우나는 3주 이후부터 가능합니다.

- A quick shower is okay, but you should avoid a bath or a sauna for three weeks.
- You can take a quick shower, but you need three weeks before a bath or a sauna.

우리가 흔히 말하는 '가벼운 화장' 즉 피부표현만 간단히 하는 정도를 영어로 어떻게 말할까요? 이때는 가벼운 화장을 그대로 번역한 light make-up(?)보다는 '잡티를 가리는' 정도의 화장이니까 cover-up makeup 같은 표현을 사용할 수 있습니다. 화장품 등을 '바르다'라고 할 때는 일반적으로 apply를 사용하지만 '화장을 하다'라고 할 때는'옷을 입다'라고 할 때와 비슷하게 put on a makeup, wear a makeup이라고 말하면 쉬워요. 붙였다가 떼는 속눈썹은 가짜니까 보통 fake lashes라고 합니다.

(눈 수술 후) 옅은 화장은 괜찮지만 속눈썹이나 마스카라는 안됩니다.

- A cover-up makeup is okay, but no fake lashes or mascara.
- You can put on a little bit of cover-up makeup, but please avoid fake lashes or mascara.

병원에서는 압박 붕대를 다양한 이름으로 부르더군요. 보통 밴드처럼 생겨서 돌돌 말게 되어 있는 것은 탄력이 있고 길쭉하니까 elastic strap

또는 elastic band라고 하고, 턱을 감싸는 모양으로 생긴 것은 chin wrap이라고 부릅니다. 얼굴 전체를 감싸는 모양으로 거의 눈과 코 끝, 입술 정도만 밖으로 보이게 되어있는 것은 facial compression mask라고 부르고, 가슴 수술 후에 보형물 고정을 위해 입는 압박 속옷은 compression underwear/garment 정도로 표현하면 되겠습니다. 그럼 이런 고정 붕대 (stabilizing strap) 또는 압박 붕대를 잘 때도 꼭 하라는 말은 어떻게 할까요? 앞 장에서 배운 것처럼 keep something on을 사용하면 쉽습니다. '반드시, 꼭' 이라는 의미가 들어가니까 Please make sure to keep something on처럼 활용하면 되겠지요? 비슷한 표현으로는 don't forget to do something이 있어요. 예를 들어서 '1시간에 한 번씩 5분 정도 스트레칭을 잊지 말고 꼭 해주세요'라고 말하려면 "Please don't forget to do a five-minute stretching every one hour."처럼 말할 수 있답니다. 둘 다 '꼭 ~해주세요'라는 표현이지만 굳이 비교하자면 Please make sure to do something이 Please don't forget to do something보다 조금 더 강하게 무엇을 해달라고 당부하는 의미가 됩니다.

(턱 수술 후) 밤에 주무실 때도 압박 붕대를 꼭 해주세요.

- Please make sure to keep the chin wrap on when you sleep at night.
- Please don't forget to keep the chin wrap on when you go to bed.

PART 1

Bonus Expressions

이 밖에 유용한 다른 표현들도 공부해봅시다. (이번 과에서는 복약지도를 하거나 환자에게 주의사항을 전달할 때 사용할 수 있는 표현들을 정리해보겠습니다.)

1) 식사 후, 하루에 세 번 복용하세요.
   - You should take this three times a day after every meal.

2) 하루 한 번, 취침 전에 복용하세요.
   - You should take this once a day, before going to bed.

3) 하루 두 번, 아침저녁 식사 후 복용하시면 됩니다.
   - You should take this twice a day, after breakfast and dinner.

4) 소량의 물과 함께 드시기 바랍니다.
   - You should take it with a sip of water.

5) 이 약을 네 시간마다 한 번 드시면 됩니다.
   - You should take this every four hours.

6) 앞으로도 최소한 2주 정도는 더 이 약을 드셔야 합니다.
   - You should take this medicine for at least two more weeks.

7) 이 약을 먹는 동안에는 운전이나 기계조작을 피해주시기 바랍니다.
   - You should avoid driving a car or operating machinery while taking this medicine.

8) 약 복용 후에 심하게 어지럽거나 토하면 전화해 주세요.
- Please let us know if you feel dizzy or nausea after taking this.
- Please contact us if you feel sick or throw up after taking this.

9) 만약 깜빡 잊고 약을 드시지 못한 경우, 한꺼번에 두 알 드시지 말고 다음 약 먹는 시간에 한 알만 드세요.
- If you miss a dose, do not double it. Skip that one and just take the next one at the set time.

10) 증상이 나아져도 드린 약은 끝까지 다 드셔야 합니다.
- You should take this until it is done, even if you feel better.

11) 알약을 삼키기가 어려운 경우에는 약을 작은 조각으로 쪼개서 물과 섞으세요.
- If you cannot swallow a pill, chop it up into smaller pieces and mix them with water.

12) 이 연고를 상처 부위에 면봉으로 살살 발라주세요.
- Apply this ointment gently to the spot with a cotton swab.

13) 눈을 비비지 않도록 주의해주세요.
- Please make sure not to rub your eyes.
- Please make sure to avoid rubbing your eyes.

14) (턱 수술 후 양치를 할 수 없는 경우) 자주 가글을 해서 입속을 청결하게 유지하세요. / (감염 예방을 위한 조치입니다.)
- Please make sure to keep your mouth clean with gargling as often as you can.

- Please don't forget to use mouthwash as often as possible. This is to keep your mouth clean and safe from infection.

15) 붓기나 멍을 가라앉히려면 얼음찜질을 하실 수 있어요. 온열 팩은 하시기 전에 꼭 의사와 상의하세요.
- You can apply ice packs to the spot to reduce swelling and bruising. But please ask your doctor before doing hot pads.

16) 의자에 앉아 계실 때 머리를 약간 뒤쪽으로 기대세요.
- Please tip your head back a little bit when you're in a chair.

17) 하루 이틀 지나면 딱지가 생길 겁니다.
- A scab will be there after a day or two.

18) 딱지를 잡아 뜯지 않도록 해주세요.
- Please make sure not to pick the scab.
- Please make sure to avoid picking the scab.

19) 앞으로 2주 동안은 음주나 흡연은 금해주세요.
- Please make sure to avoid drinking or smoking for two weeks.
- Please make sure to stay away from drinking or smoking for the next two weeks.

20) 검사 전 10시간 동안은 금식하셔야 합니다.
- Please make sure not to have any food for 10 hours before the test.
- Please make sure you don't have any food for 10 hours before the test.

21) 수술 당일에는 액세서리를 하지 마시고, 화장하지 않은 상태로 와주세요. (손/발톱) 매니큐어도 다 지워주세요.

- On the day of surgery, please come without any accessories, makeup or nail polish.
- On the day of surgery, please make sure not to have any accessories, makeup or nail polish.

22) 비행기 내에서도 물을 조금씩 자주 드세요.

- You should keep having a sip of water in your flight as well.
- Don't forget to keep having a sip of water while you're in flight.

23) 깁스(캐스트)를 한 상태로 계단을 오르지 마세요.

- Please make sure not to walk up the stairs with the cast on.
- Please make sure to avoid walking up the stairs with the cast on.

24) (허리 치료 후) 당분간은 무거운 물건을 들지 마세요.

- Please make sure not to lift any heavy stuff for a while.
- Please make sure to avoid lifting any heavy stuff for a while.

25) (내시경 후) 오늘 저녁은 죽처럼 소화가 잘되는 음식을 드시고 당분간은 매운 음식은 피해 주세요.

- For tonight, you should have food easy on your stomach like a warm soup or porridge. Please avoid spicy food for a while.
- You should have soft food for tonight. Like a warm broth or porridge. Please be careful not to have too spicy food for a while.

26) (안과 치료 후) 수건을 다른 가족과/ 다른 사람과 같이 쓰지 않도록 하세요.

- Please make sure not to share the towel with other family or friends.
- Please be careful not to use the same towel with your family or friends.

27) (안과 치료 후) 장시간 TV를 보거나 컴퓨터 화면을 보지 않도록 해주세요.

- Please make sure not to watch TV or work with monitor too long.
- Please be careful not to watch TV or work with monitor too long.

28) (라식 수술 후) 방의 조명등을 어둡게 하고, 1시간마다 한번씩 인공 눈물을 넣어주세요.

- Please make sure to dim the lights in your room. Don't forget to use the tear drops every one hour.

29) 의사와 상의 없이 다른 음식을 드시면 안됩니다.

- Please make sure not to have any other food before asking your doctor.
- Please be careful not to have any other food without consulting your doctor.

30) 아기를 목욕시킨 후에 물기를 깨끗이 닦아내고 이 연고를 바른 뒤 곧바로 기저귀를 채우지 말고 그대로 2~3분간 두세요.

- After a bath, please dry up the baby's body. Apply this ointment to the spot and leave it for 2 to 3 minutes without a diaper on.

31) 머리를 감을 때 고개를 앞으로 숙이지 마세요.

- Please try not to bend forward when washing your hair.
- Please avoid bending forward when you wash your hair.

32) (커피를 꼭 마셔야 한다는 환자에게) 정말 꼭 드셔야 한다면, 하루에 반 잔 정도는 괜찮아요.

- If you really have to, a half cup of coffee a day will not be a problem.
- If you really have to, a half cup of coffee a day will not be harm.

33) (코 수술 후) 의사 선생님이 괜찮다고 하시기 전까지는 절대로 코를 풀면 안됩니다.

- Please make sure not to blow your nose until your doctor says OK.
- Please make sure to avoid blowing your nose until your doctor says yes.

34) (가슴 수술 후) 보형물이 자리를 잡을 때까지는 압박 속옷을 꼭 입고 계세요.

- Please make sure to keep the compression underwear on until the fillings are well in place.
- Please don't forget to keep the compression garment on until the implants are well in place.

35) (피부 치료 후) 자외선 차단제를 두 시간마다 한 번씩, 그리고 나서 이 흰색 크림을 발라주세요.

- Please apply a sunblock[1] on your face every two hours, and then this white cream.

36) 배를 항상 따뜻하게 하고, 꽉 조이는 속옷이나 바지를 입지 마세요.

- Please keep your belly warm all the time and try not to wear too tight underwear or pants.

37) 수술 동의서입니다. 잘 읽어보시고 아래에 서명해주세요.

- This is a consent form to your surgery. Please read it over and sign below.

38) (관장할 때) 돌아누우세요. / 벽 쪽을 보고 돌아누우세요.

- Please roll over a little bit, showing me your back.
- Please roll over a little bit, facing the wall.

39) (퇴원할 때) 두고 가는 물건이 없도록 주의하세요.

- Please make sure not to leave anything behind you.
- Please be careful not to leave anything behind you.

---

1) 자외선 차단제는 다양하게 부르는데요, sun block, sun screen, sun shield 등이 가장 일반적이고 차단지수를 뜻하는 SPF를 명사처럼 써서 "I need some SPF on my face."처럼 말하기도 합니다.

PART 1

Step 3

자, 그럼 이번에는 대화문 속에서 우리말로 되어 있는 부분을 영어로 바꾸어 보겠습니다. 큰 소리로 연습해보세요.

(N- Nurse, Ph – Pharmacist, D – Doctor, P- Patient)

1) P: Could you tell me which one is for my pain?
Ph: 여기 주황색 알약이 소염진통제인데요, 염증을 방지하고 통증을 줄이기 위해 드리는 약입니다.
P: Um, then what is this one? Some sort of syrup?

2) Ph: 이 약은 하루에 두 번, 아침과 저녁식사 후에 드세요.
P: Okay. Is there anything I should know about this?
Ph: 이 약을 드시면 약간 졸릴 수도 있어요.
Ph: Oh, then I should not drive after this, right?

3) P: Oh, my God. I look terrible. Is it normal?
N: 부기나 멍은 피부타입 (살성)에 따라서 개인차가 있지만, 대부분 1주일이면 없어집니다.
P:Okay. I was just freaked out at my look in the mirror…
N:부기를 빼려면 주무실 때 머리를 높은 곳에 두세요.

4) P: When can I have shower?
N: 가벼운 샤워는 가능하지만 통목욕이나 사우나는 3주 이후부터 가능합니다.
P: Then, how about wearing makeup?
N: 옅은 화장은 괜찮지만 속눈썹이나 마스카라는 안됩니다.

5) P: Until when should I have this chin wrap on?

N: 앞으로 2주 정도는 더 하고 계셔야 해요. 주무실 때도 잊지 말고 꼭 해주세요.

P: Wow... For that long?

6) P: How about this? What should I do about it?

N: 그냥 놔두세요. 하루 이틀 후면 저절로 없어집니다.

P: Oh, I see. I feel quite itchy around it.

N: 딱지를 손으로 잡아 뜯지 않도록 해주세요. 세 시간마다 한번씩 연고를 바르세요.

7) P: What else should I take care?

D: 당분간은 TV를 장시간 보거나 컴퓨터 화면을 오래 보지 않도록 해주세요.

P: Umm.. How about mobile phone?

Answers

Unit 06 – Step 3 Dialogue in English

(N- Nurse, Ph – Pharmacist, D – Doctor, P- Patient)

1) P: Could you tell me which one is for my pain?

Ph: This orange-color pill is an anti-inflammatory painkiller. It is to prevent inflammation and relieve pain.

P: Um, then what is this one? Some sort of syrup?

PART 1

2) Ph: You should take this twice a day, before breakfast and dinner.

P: Okay. Is there anything I should know about this?

Ph: You might feel a bit drowsy.

Ph: Oh, then I should not drive after this, right?

3) P: Oh, my god. I look terrible. Is this normal?

N: It all depends on your skin texture, but in most cases, swelling or bruising goes away in a week or so.

P: Okay. I was just freaked out at my look in the mirror···

N: Please keep your head above the chest level when you sleep. It helps you avoid too much swelling.

4) P: When can I have shower?

N: You can take a quick shower, but you need three weeks before a bath or a sauna.

P: Then, how about wearing makeup?

N: A cover-up makeup is okay, but no fake lashes or mascara.

5) P: Until when should I have this chin wrap on?

N: You should keep it on for another two weeks. Please don't forget to do that when you sleep at night.

P: Wow.. For that long?

6) P: How about this? What should I do about it?

D: No need to do anything about it. It goes away in a day or two.

P: Oh, I see. I feel quite itchy around it.

D: Please make sure not to pick the scab. Apply this ointment every three hours.

7) P: What else should I take care?

D: Please make sure to avoid watching TV or working with monitor for too long.

P: Umm.. How about my mobile phone?

MEMO

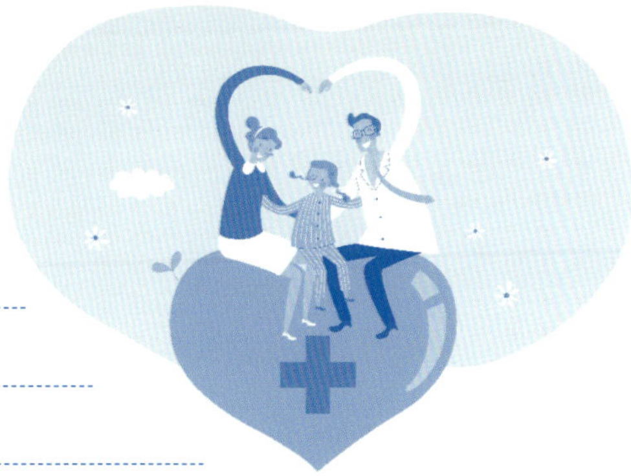

Unit 07

환자/보호자와 대화하기: 안심시키는 표현

Step 1

아래 표현을 영어로 어떻게 할지 먼저 생각해보세요.

- (회복실에서) 자, --- 씨, 이제 일어나세요. 정신이 좀 드시나요? 제 말이 들리면 손을 움직여 보세요.
- (침대에서 환자를 일으키는 상황) 제 어깨에 팔을 올려보세요. 제가 일으켜드리겠습니다.
- (환자가 침대에 걸터앉아있는 상황) 자, 이제 다리에 힘주고 일어나서 조금 걸어보시겠어요? 제가 도와드릴까요?
- (치료 중인 환자에게) 저도 그런(같은 수술 또는 치료를 받은) 적 있어요. 얼마나 힘든지 알아요.
- (회복이 더딘 것 같아 불안해하는 환자에게) 다 잘 되고 있으니까 조금만 더 참으세요. 곧 좋아지실 겁니다.
- (수술이 끝나기를 기다리는 보호자에게) 오늘 온종일 힘드셨죠?다 잘 될 겁니다. 너무 걱정하지 마세요.
- (보호자에게) 잠깐 나가서 바람 좀 쐬고 오시는 게 어때요? 끝나면 전화 드릴게요.

Step 2

아래 대화문을 보면서 위 표현들을 확인해 보세요.

(N- Nurse, D– Doctor, P– Patient, G - Guardian)

1) P: (still under anesthesia) …..
N: Mr. Smith, Mr. Smith (repeating patient's name)
P: Uhhhhhh…
N: Do you hear me, Mr. Smith?
P: Ah… (slowly opening his eyes)
N: If you hear me, please try to raise your hand.

2) N: Ms. Liu, everything is done so perfect.
P: Where am I? I don't remember anything. I was just gone.[1)]
N: This is the recovery room, and now we're moving back to your room. Let me get your slippers.
P: (trying to sit up on her own)
N: Oh, Don't be too quick. Please put your arm(s) around my shoulder. Let me help you with sitting up from the bed.

3) P: So, am I using that wheelchair to the room?
N: Yes. Could you try to step out of the bed a little bit? Do you want me to give you a hand?
P: I feel a bit dizzy…Can I stay here one more minute?

1) 여기서 이 표현은 바로 잠들어서 그 다음은 전혀 기억이 안 난다는 뜻. 일상 회화에서도 '나 완전히 그냥 뻗었어.', '기절한 것처럼 잤어.' 라고 말할 때 쓴다.

N: Okay, just take your time.[2] No need to rush. Let me know when you're ready.[3]

4) P: Wow, this is so painful. Is it normal? Or is it just me?[4]

D: Oh, Mrs. Tanu. You are doing great. Actually, I've been there before. I know it's tough.

P: Ah, have you? So, is it going to get better any sooner?

D: The pain is normally at its peak on the first day, but it's getting a lot better from the day 2.[5]

P: Thank you for saying so….. But now this is just unbearable!!!

5) P: Why am I still feeling awful? Am I recovering or what?

D: Definitely you are. Everything is going all right. Please try to hang in there just a little bit more. I'm sure you will feel better soon.

P: Then why do I feel even worse than yesterday?

D: Hmm... Can you show me where you feel the pain? Let me have a look at it.

6) N: The waiting room is over there, Mr. Robert. Please don't be too worried about your wife. Our doctors are taking very good care of her.

G: Oh…. I'm just too scared and don't know what to do…! Is she going to be okay?

---

2) 이 표현은 '(서두르지 말고) 천천히 하세요.' 라고 말할 때 자주 사용한다.
3) '준비 되시면 알려주세요' 라는 뜻으로 자주 쓰는 표현이다.
4) '이게 정상인가요, 아니면 저만 그런 건가요?'라는 질문이다.
5) '보통은 첫날이 제일 아프고, 둘째 날부터는 통증이 훨씬 줄어든다'는 표현이다.

N: I must have been a long day for you. But our doctors have done this for many years. She is now in good hands. Don't be worried too much.

G: Okay. Thank you so much. Now I feel much more relieved.

7) G: How long will it take?

N: It takes about three hours or three hours and half, but it all depends on the patient's condition.

G: Oh, that long?

N: Why don't you go get some fresh air? Let me call you once it's done.

G: Um, okay. Is there any restaurant near here?

환자가 마취에서 어느 정도 깨어나면 정신이 드는지 확인을 해야 하는데, 이럴 때 무조건 "Wake up!" 이라고 할 수도 없고 정신을 차려 봐라, 일어나라는 말을 어떻게 해야 할지 모르겠다는 분이 많습니다.

정신이 몽롱한 상태인 환자에게 가장 좋은 방법은 이름을 크게, 여러 번 부르는 것입니다. 특히 외국인 환자에게 이 방법이 유용한데요, 우선 이름을 반복해서 여러 번 부른 후에 '제 말이 들리면 손을 움직여 보세요' 라는 의미로 "If you hear me, please try to move your hand."라고 말하거나, 손을 움직일 수가 없는 상태라면 '제 말이 들리면 눈을 깜박여 보세요' "If you hear me, please try to blink." 등으로 환자의 상태를 확인할 수 있겠습니다.

자, --- 씨, 이제 일어나세요. 정신이 좀 드시나요? 제 말이 들리면 손을 움직여 보세요.

Mr. XX, Mr. XX. Do you hear me? Mr. XX, if you hear me, please try to move your hands.

제 말이 들리면 눈을 깜박여 보세요.

If you hear me, please try to blink.

누워 있는 환자를 일으켜야 할 때 역시 신체 동작과 관련한 표현이 필요한 경우가 있습니다. 앞에서 배웠듯이 누운 상태에서 일어나 앉는 것은 sit up을 사용하면 되겠죠? 그럼 '어깨에 팔을 두르는 것'은 영어로 어떻게 표현할까요? 가장 쉬운 방법은 put something on/around somewhere를 사용하는 겁니다. 즉, '제 어깨에 팔을 올리세요.' 라고 하려면 "Please put your arm(s) on my shoulder(s)."로 표현할 수 있습니다. 그리고 도와주겠다, 해주겠다는 말은 let me help you 또는 give you a hand 등으로 간단하게 표현할 수 있습니다. 따라서 '제가 도와드릴게요.' 라는 말은 "Let me help you." 라고 표현할 수 있고, '제가 도와드릴까요?' 라는 말은 "Would you like me to help you?" 정도로 표현할 수 있어요. 만약 help you 다음에 구체적으로 도움의 내용이 나오면 with를 붙입니다. 예를 들어 '가방은 제가 들어 드릴게요.' 라고 하려면 "let me help you with the bag." '내시경 검사는 김 선생님이 도와드릴 겁니다.'라고 하려면 "Dr. Kim will help you with the endoscopy."처럼 하면 됩니다.

(침대에서 환자를 일으키는 상황) 제 어깨에 팔을 올려보세요. 제가 도와드리겠습니다.

Please put your arm on my shoulder. Let me help you.

Please place your arm around my shoulder. Let me give you a hand.

이번에는 환자가 일어나 앉은 상태에서 침대 밖으로 걸어 나와야 하는 상황입니다. 휠체어로 옮길 때도 한두 걸음 정도는 다리에 힘을 주고 걸어보라는 이야기를 해야 하는데, 그냥 "stand up!" 하자니 너무 명령하는 것 같고, 어떻게 말하면 좋을까요? 이럴 때는 발에 힘을 주고 일어서보라는 의미를 살려서 stand on your feet이라고 해도 되지만, 침대에서 밖으로 한두 걸음 정도 나와보라는 뜻이므로 step out of the bed라고 할 수도 있습니다.

(환자가 침대에 걸터앉아있는 상황) 자, 이제 다리에 힘주고 일어나서 한번 걸어 보시겠어요? 제가 도와드릴까요?

Could you try to step out of the bed? Do you want me to help?

Could you try to stand on your feet and make a couple of steps forward?

Would you like me to give you a hand?

치료 중에 고통스러워하는 환자에게 '저도 전에 겪어봐서 얼마나 아픈지 알아요.' 같은 말을 해주고는 싶은데, 영어가 짧아서 뭐라고 말해야 될 지 잘 모르는 상황이라면, 아주 유용한 표현이 있습니다. 물론 그대로 옮겨서 "I had the same experience."라고 말해도 되겠지만, 회화에서는 "(I've) Been there before."이라는 표현을 자주 쓰는데요, 직역하면 '전에 나도 거기 가봤다'라는 뜻이지만 '나도 그랬어.' 또는 '저도 비슷한 상황을 겪었어요.' 라고 할 때 간단히 이렇게 말합니다.

(치료중인 환자에게) 저도 그런(같은 수술 또는 치료를 받은) 적 있어요. 얼마나 힘든지 알아요.

I've been there before. I know it's hard.

I've done that before. I know it's tough.

그리고 제대로 회복이 되고 있는 건지 불안해하는 환자를 안심시키려면 어떤 말을 해주면 좋을까요? 아프고 몸이 힘드니까 환자 입장에서는 조급해질 수밖에 없는데요, 이럴 때 따뜻한 말 한마디를 해주고 싶다면 어떻게 할까요? 앞에서 '(검사나 수술 등이) 다 잘 끝났다'고 할 때는 done well을 사용해서 "Everything is done well."이라고 표현했었는데요, 잘 되고 있다고 진행 상황을 표현하려면 going well 을 사용해서 "Everything is going well."이라고 하거나 환자가 잘하고 있다는 의미로 "You're doing great./You've been doing great."과 같은 표현을 사용해보세요. 나아지다, 좋아지다 라는 표현으로는 간단하게 get better, feel better 등을 사용할 수 있겠습니다.

(회복이 더딘 것 같아 불안해 하는 환자에게) 다 잘 되고 있으니까 조금만 더 참으세요(견디세요). 곧 좋아지실 겁니다.

Everything is going well. Please try to hang in there a little bit more. I'm sure you will get better soon.

Everything is going all right. I'm sure you will feel better soon.

You've been doing great. I'm sure you will get better soon.

환자가 치료나 수술을 받고 있을 때 보호자가 밖에서 기다리는 경우가 많은데요, 이럴 때 보호자에게도 관심을 보이고 신경을 써주고 있음을 표현하려면 어떻게 해야 할까요? 오랜 시간 마음 졸이면서 기다리는 보호자에게 '힘드시죠?' 라고 묻고 싶은데, 그냥 "Is it difficult?" 라고 할 수도 없고 뭐라고 하면 좋을까요? '힘든 하루'를 영어 회화에서는 a long day 또는 a tough day로 표현합니다. 즉, "I've had such a long day!" 라고 하면 '오늘 정말 힘들었다'는 뜻이 됩니다. 따라서 '오늘 정말 힘드셨죠.. 알아요..' 하고 보호자의 어려움에 공감을 표시하려면 "It must have been a long day for you."처럼 표현할 수 있어요. 그럼 의료진이 수술이나 치료를 잘하고 있으니 걱정하지 말라는 표현은 어떻게 할까요? Somebody is in good hands라는 표현이 있는데, 주로 기술이나 실력이 좋은 사람들, 또는 기관을 설명할 때 자주 쓰입니다. 따라서 '(저희 의료진이 경험도 많고 실력이 뛰어나기 때문에) 다 잘 될 겁니다'라는 뜻으로 사용하기에 상당히 적절한 표현이라고 할 수 있지요. Something is in safe hands라는 표현도 있는데 이것은 주로 '(파손되기 쉬운) 물건 등이 안전하게 다루어질 것이므로 안심하셔도 좋다' 라고 할 때 쓰입니다.

(수술이 끝나기를 기다리는 보호자에게) 오늘 하루 종일 힘드셨죠? 다 잘 될 겁니다. 걱정하지 마세요.
It must have been a long day for you.
Your wife/son/family/friend is now in good hands.
Please don't be worried too much.

수술이나 치료 시간이 오래 걸리는 경우, '밖에 잠깐 나갔다 오세요' 또는 '식사하고 오세요'라고 하는 경우가 있습니다. 이럴 때 간단하게 사용할 수 있는 쉬운 표현을 알아볼까요? 우선 무엇을 하러 간다고 말할 때 가장 간단한 표현은 go for something입니다. '잠깐 산책하러 나간다' 라고 하려면 go for a walk, '간단히 뭐 먹으러 간다'고 할 때는 go for a bite, '쇼핑하러 간다'고 하려면 go for a shopping, '영화 보러 간다'고 할 때는 go for a movie 이렇게 사용하지요. 물론 go and do something이라고 표현할 수도 있지만, 회화에서는 중간에 and를 생략하고 go 다음에 다른 동사를 바로 연결해서 '~하러 가다'는 의미로 말하는 경우도 있습니다. 예를 들어 간단히 무엇을 먹거나 마시러 나간다고 하면 go get a bite, 또는 go get something to eat, 잠깐 바람을 쐬러 간다고 하면 go get some fresh air, 세탁물을 찾으러 간다고 할 때 go pick up the laundry, 등으로 표현하는 식이죠. 또한 '~가 끝나면,' 이라는 의미로는 if someone/something is finished보다는 회화에서 Once someone/something is done이라는 표현을 더 자주 씁니다. 예를 들어 '끝나면 전화해줘.' 라고 하려면 "Call me once you're done." 이라고 간단하게 말할 수 있어요. 앞에서 배운 검진 관련 표현에서 '거의 다 끝나갑니다' 할 때 "Almost done." 이라고 했던 것 기억나시죠? Done은 이렇게 회화에서 광범위하게 쓰입니다. 식당에서도 웨이터가 와서 "Done?" 하고 물어보면 '다 드셨으면 치워도 될까요?'라는 뜻이죠. '무엇을 다 써서 더는 없다' (when you used up something and there is no more left)는 의미도 됩니다. 치약을 다 썼을 때도 "It's done." 화장실 휴지를 다 써서 없을 때도 "It's done."처럼 표현합니다. 알아두면 참 쓸모가 많은 done, 꼭 기억해두세요.

잠깐 나가서 바람 좀 쐬고 오세요. 끝나면 전화 드릴게요.
Why don't you go get some fresh air? Let me call you once it's done.
How about going for a little bit of fresh air? Let me call you once it's done.

Bonus Expressions

이 밖에 유용한 다른 표현들도 공부해봅시다. (이번 과에서는 환자를 안심시키고 편안하게 돌보는 데 필요한 내용, 그리고 좋은 소식과 나쁜 소식을 들었을 때 쓸 수 있는 표현을 살펴보겠습니다.)

1) 링거를 갈아 드릴게요.
- Let me change the IV solution.
- Let me give you a new IV fluid (IV bag).

2) 물을 가져다 드릴게요.
- Let me get some water for you.
- Let me give you some water.

3) 붕대를 갈아드리겠습니다.
- Let me change your dressings.
- Let me give you a new dressing.

4) 곧 돌아올게요. 잠시만 기다리세요.
- Just a moment. I'll be right back.
- Just a second. I'll be back right away.

5) 의사 선생님께서 곧 오실 겁니다.
- The doctor will be here right away.
- The doctor will see you in a minute.

6) 잘하고 계십니다.
- You're doing great. / You've been doing very well.

7) 너무 걱정하지 않으셔도 됩니다. 괜찮을 겁니다.

- Please don't be worried too much. It should be fine.
- Please don't worry too much. It's going to be all right.

8) 걱정하실 것 없어요. 별다른 문제는 없을 겁니다.

- No need to worry. It won't be a big deal.
- Nothing to worry about. It won't be anything serious.

9) 조금만 더 참으세요. 금방 끝날 겁니다.

- Just hang in there. It will be done in a second.
- Just be a little bit more patient. It will be over in a moment.

10) (치료를 무서워하는 환자에게) 제가 옆에 있어드릴게요. 손을 잡아드릴 테니까 편안하게 숨을 쉬어보세요.

- I'll be just right here. Let me hold your hand. Try to breathe normal.
- I'll be here right next to you. Please hold my hand and breathe normally.

11) 수술이 끝나면 보호자 휴대폰으로 문자 메시지가 갈 겁니다.

- Once the surgery is done, you will get a text message.
- A text message will be sent to your mobile once it's done.

12) 오늘은 좀 어떠세요? 좀 나으세요?

- How are you today? (Are you) Feeling better?
- How do you feel today? (Do you) Feel better?

13) 훨씬 좋아 보이시네요.

- You look a lot better today.
- You look much better today.

14) 좀 안 좋아 보이는데, 무슨 일이세요?

- You don't look too good. What happened?

15) 무슨 일인지 여쭤봐도 될까요?

- May I ask you why? / Do you mind if I ask you why?

16) 혹시 필요한 게 있나요? 혹시 제가 도와드릴 일이 있을까요?

- Anything you need?
- Is there anything I can do for you?

17) 며칠만 지나면 곧 나아지실 겁니다.

- I'm sure you will get better in just a few days.
- I'm sure you will feel better in the next couple of days.

18) 지금처럼만 치료 잘 받으시면 아마 1~2주면 퇴원하실 겁니다.

- I'm sure you can go home in a week or two, if you just keep doing what you're doing now.

19) (회복된 환자에게) 치료를 잘 받으셔서 이렇게 좋아지시다니 매우 기쁩니다/ 치료 잘 받고 계신 걸 보니 기뻐요. 전보다 훨씬 좋아지셨네요!

- You've done perfectly well. I'm so happy for you.
- I'm glad to see you doing well. You've got so much better than before!

20) (환자로부터 좋은 소식을 들었을 때) 정말 잘 되었네요!

- Good for you! Glad to hear that.
- I'm so happy to hear that.
- That's great news!

21) (나쁜 소식을 들었을 때) 정말 안타깝습니다. 유감입니다.

- Sorry to hear that.
- Oh, sorry for the bad news.

22) (나쁜 소식을 들었을 때) 저도 그분을 위해서 기도하겠습니다.

- She/He is in my thoughts and prayers.

23) (사망 소식을 들었을 때) 삼가 고인의 명복을 빕니다.

- Sorry for your loss.
- My deep condolences.
- (편지나 카드에서) Please accept my condolences. / My most heartfelt condolences.
- (편지나 카드에서) My deepest condolences go out to you and your family. May the soul of your loved one rest in peace.

PART 1

Step 3

자, 그럼 이번에는 대화문 속에서 우리말로 되어 있는 부분을 영어로 바꾸어 보겠습니다. 큰 소리로 연습해보세요.

(N- Nurse, D – Doctor, P- Patient, G – Guardian)

1) N: Mr. Kent, Mr. Kent, 제 말이 들리세요? 들리면 손을 움직여보시겠어요?

P: Ahh.. Umm.. (raising his hand) Where am I now?

N: Mr. Kent, the surgery was done well. Now, we are moving to your room. 제 어깨에 손을 올려보시겠어요? 제가 침대에서 일어나실 수 있도록 도와드릴게요.

P: Oh... Okay. Thanks.

2) P: It's not getting any better! I feel so frustrated.

N: 지금 잘 하고 계세요. 며칠 후면 훨씬 좋아질 겁니다.

P: Thanks for your kind words, but I just feel awful. That's it.

N: 사실은, 저도 전에 똑같은 일을 겪었어요. 얼마나 힘든지 압니다.

P: Oh, have you? How did you manage all of this?

3) D: Hi, good morning, Ms. Ling. 오늘은 좀 어떠세요? 훨씬 좋아 보이시네요.

P: Not too bad, Doctor. I'm just a little bit worried about this bruising. Is this ever going to disappear?

D: 멍은 개인차가 있지만 대부분 며칠 지나면 없어집니다.

P: Ah, okay. When can I go home? When can I have a shower?

D: Actually, you can go home tomorrow. 하지만 실밥을 풀 때까지

는 절대로 물이 들어가면 안됩니다.

4) G: How long will it take? Did you say about two hours?

N: 네, 오늘 하루 종일 힘드셨죠? 다 잘될 겁니다. 너무 걱정하지 마세요.

G: Thank you. But you know, I just can't do anything. I haven't eaten anything since this morning.

N: 잠깐 나가서 뭐 좀 간단히 드시고 오시는 게 어때요? 끝나면 전화 드릴게요.

G: That might be good. Is there any coffee shop in this building?

N: Not in this building, but 정문으로 나가자마자 바로 오른쪽에 있어요.

Answers

Unit 07– Step 3 Dialogue in English

(N- Nurse, D – Doctor, P- Patient)

1) N: Mr. Kent, Mr. Kent, do you hear me? If you hear me, please try to move your hand.

P: Ahh.. Umm.. (raising his hand) Where am I now?

N: Mr. Kent, the surgery was done well. Now, we are moving back to your room. Please put your arm(s) around my shoulder. Let me help you sit up from the bed.

P: Oh.. Okay. Thanks.

2) P: It's not getting any better! I feel so frustrated.

N: You've been doing great. I'm sure you will get much better in just a couple of days.

P: Thanks for your kind words, but I just feel awful. That's it.

N: Actually, I've been there before. I know it's tough.

P: Oh, have you? How did you manage all of this?

3) D: Hi, good morning, Ms. Ling. How do you feel today? You look a lot better today.

P: Not too bad, Doctor. I'm just a little bit worried about this bruising. Is this ever going to disappear?

D: It all depends on your skin texture, but in most cases, bruising goes away in a few days.

P: Ah, okay. When can I go home? When can I have a shower?

D: Actually, you can go home tomorrow. But please make sure not to let any water in before the stitching is out.

4) G: How long will it take? Did you say about two hours?

N: Yes. It must have been a long day for you. Everything will be all right. Don't be worried too much.

G: Thank you. But you know, I just can't do anything. I haven't eaten anything since this morning.

N: How about going out for a bite? Let me call you once it's done.

G: That might be good. Is there any coffee shop in this building?

N: Not in this building, but it's right after the main door, on your right side.

Unit 08

수납 및 서류 발급, 보험 관련 표현

Step 1

아래 표현을 영어로 어떻게 할지 먼저 생각해보세요.

- 여권 또는 외국인 등록증이 있으면 주세요.
- 필요한 서류가 있으면, 퇴원 2~3일 전에 미리 간호사실에 알려주세요. 준비해드리겠습니다.
- 환자 본인이신가요? 본인이 아니면 서류 발급이 불가능합니다. / 위임장을 가져오시거나 환자분과 함께 다시 오세요.
- 현금 결제는 원화로만 가능하고, 신용카드로 결제하는 경우 (지불통화를) 원화 또는 (미)달러화 중에 선택 가능합니다.
- 가입하신 보험사와 증권 번호를 알려주시면, 제가 (보험적용이) 가능한 지 확인해 보겠습니다.
- 지금 가입하신 상품은 입원치료만 보험 적용이 가능하고요, 외래는 (적용이) 안 되는 것으로 나오네요.
- 이 보험사는 우리 병원과 직접후불계약 체결이 안 되어 있어서요, 진료비를 먼저 결제한 후에 나중에 보험사로 청구하셔야 해요.

Step 2

아래 대화문을 보면서 위 표현들을 확인해 보세요.

(N- Nurse, S– Staff, P– Patient, G - Guardian)

1) P: Hello, I'm here for check-up.
N: Your passport or ARC (Alien Registration Card), please?
P: Well, I have an ARC. Here it is.

2) P: The doctor told me I can go home next week!
N: Glad to hear that, Ms. Peterson. Do you need any document for insurance?
P: Oh, yes, I do. Thank you for reminding me.
N: If you need any document, please let us know two to three days before checking out. Let me get it ready for you.

3) G: Hello, I came here for some medical documents for insurance. My wife got surgery here last month…
S: If you are not the patient yourself, we are not allowed to issue the document. Do you have a letter of attorney? [1)]
G: No, I don't.
S: In that case, please come back with the letter or with your wife.

4) P: How can I pay here?
S: You can pay by cash or by credit card. For cash, it should

1) 위임장.

be only in Korean Won. For credit card, it could be either in Korean Won or in US Dollars.

P: Oh, I see. Then let me just use my credit card. Do you accept American Express?

S: Yes, we take Visa, Master and Amex.

5) P: I have an international insurance plan. Will this test be covered?

N: If you give me your (insurance) company name and policy number, let me check if it is covered.

P: Oh, thank you. I'm insured with AIG, and my policy number is SP1234.

N: Just a moment, please.

N: (after a minute) Mr. Suharti, your plan covers inpatient care only, not outpatient care.

P: Oh, does it? Hmm…

6) S: Could I see your insurance card?

P: Oh, sure. (passing his insurance card)

S: Sorry but your insurance company is not on our direct-billing list. You should pay the bill first and claim it back later.

P: Okay. Let me call my agency then.

요즘은 국내 병원에 오는 외국인 환자도 정말 다양하죠? 잠깐 여행이나 출장을 온 사람도 있지만, 장기 체류하면서 한국 기업에서 일하기 위해 건강검진을 받는 사람, 한국 학교에 입학하기 위해 예방접종을 받는 학생, 교통사고 환자, 임신부나 산모 등…

국민건강보험증이 있는 외국인이 점점 늘어나는 추세이고, 사보험에 가입한 경우에는 병원과 직접후불계약을 체결한 회사인지 아닌지도 확인을 해야 하다 보니, 수납 및 보험에 관한 영어 표현을 궁금해하는 분이 많습니다. 이번 과에서는 진료비 수납 및 서류발급, 보험과 관련해서 알아두면 유용한 표현들을 공부해보겠습니다.

우선, 외국인 등록증의 경우 Alien Registration Card라는 다소 긴 이름이 있지만, 그냥 줄여서 ARC라고 하는 경우가 많습니다. 우리가 앞에서 배운 것처럼, '~을 보여주세요, ~을 주세요'라고 할 때 가장 짧고 간단한 방법은 "Your ID, please?"처럼 please를 붙이고 말끝을 올리는 겁니다. 물론 Could you show me your passport or ARC, please?라고 길게 말할 수도 있지요. 그럼 '보험증을 주세요.'라고 하려면 어떻게 하면 될까요? 짧게 하면 "Insurance card, please?" 조금 길게 하면 "Can I see your insurance card?" 또는 "Could you show me your insurance card?"라고 할 수도 있습니다.

여권 또는 외국인 등록증이 있으면 주세요.

- Your passport or ARC, please?
- Can I see your passport or ARC, please?
- Could you show me your passport or ARC, please?

입원해있던 환자가 퇴원해서 본국으로 돌아갈 때, 진단서나 의무기록 등을 요구하는 경우가 있지요. 보통 퇴원 당일은 수납도 해야 하고 바쁘기 때문에 필요한 서류가 있으면 미리 요청하도록 해야 합니다. '~전에/미리'라는 뜻으로는 prior to 가 있지만, 이 표현은 일상회화보다는 문서에서 더 많이 씁니다. 말로 할 때는 in advance 또는 before를 쓰면 쉽습니다. 예를 들어, '특별히 원하는 병실이 있으면 미리 알려주세요'라고 하려면 "Please let us know in advance if you want any specific type of room." 이라고 할 수 있겠죠. 만약에 '수술 6시간 전부터는 물도 드시면 안됩니다'라고 하려면 "You should not drink any water from 6 hours before the surgery."와 같이 할 수 있습니다. 회화에서'~을 준비해두겠다, 마련해두겠다'는 뜻으로는 prepare보다는 get something ready가 더 많이 쓰입니다. 즉, "Let me get your room ready."라고 하면 '병실을 마련해두겠습니다'라는 뜻이 되는 거죠. 따라서 서류 등을 '미리 받아두겠다, 뽑아 두겠다' 라고 하려면 어렵게 생각할 필요 없이 get the document ready를 사용하면 되겠습니다.

필요한 서류가 있으면, 퇴원 2~3일 전에 미리 알려주세요. 준비해드리겠습니다.

- If you need any document, please let us know two to three days before checking out. Let me get it ready for you.
- If you need medical records or certificates, please ask the nursing station two to three days in advance. Let me get them ready for you.

진단서나 검사결과지, 의무기록 등의 서류를 발급할 때 유용한 표현 중 하나인데요, '환자 본인이세요?' 라는 말은 어떻게 할까요? '당신은 환자입니까?'를 그대로 영어로 쓰면 Are you a patient? 가 되겠지만 여기서는 해당 진료나 검사 또는 수술을 받은 '그' 사람이 맞느냐는 의미로 the를 붙이고 본인인지를 강조하려면 끝에 yourself를 붙이는 방법입니다. 즉 "Are you the patient yourself?"처럼 물어볼 수 있습니다. 그리고 또 하나, '~가 불가능하다, ~를 해줄 수 없다'라고 할 때 무조건 not possible 이나 cannot 을 쓰지 않고 '내가 안 해주고 싶어서가 아니라 (주로 규정상, 정책상) 해주기가 어렵다, 해주지 않게 되어있다'라고 말하는 방법은 없을까요? 앞으로 이럴 때는 we are not allowed to do something 또는 we are not supposed to do something을 써보세요. '안 된다, 못 해준다'고 말하면서도 듣는 사람이 기분 나쁘지 않게 표현할 수 있답니다. 앞에서 배운 마법의 표현 Please make sure to do something처럼 이 표현도 다양한 상황에서 활용할 수 있으니까요, 꼭 소리 내서 여러 번 연습해 보세요!

환자 본인이신가요? 본인이 아니면 서류 발급이 불가능합니다.

- Are you the patient yourself? If not, we are not allowed to give you the document.
- Are you the patient yourself? We are not supposed to issue the document to a person who is not the patient.

참고 위임장을 가지고 오시거나 환자분과 함께 오세요.

- Please come back with a letter of attorney or with the patient.

이번에는 수납 표현입니다. 결제와 관련해서는 몇 가지 기본적으로 알아둘 표현들이 있는데요, 우선 결제수단을 표현할 때는 일반적으로 by를 붙입니다. 예를 들면 pay by cash, pay by credit card처럼 말할 수 있지요. '원화로 결제해주세요' 와 같이 지불 통화를 표현할 때는 in Korean Won처럼 in 을 붙입니다. 그리고 해외카드로 결제하는 경우 병원에 따라 지불 통화를 선택하도록 하는 경우가 있습니다. 이때는 '원화 또는 달러화로'라는 의미로 "either in Korean Won or in US Dollars"처럼 표현할 수 있어요.

현금 결제는 원화로만 가능하고, 신용카드로 결제하는 경우에는(지불통화를) 원화 또는 (미)달러화 중에 선택 가능합니다.

- By cash, it should be only in Korean Won. By credit card, it could be either in Korean Won or in US Dollars.
- When you pay by cash, only Korean Won is accepted. When you pay by credit card, you can choose between Korean Won and US Dollars.

자, 그럼 보험과 관련된 기본적인 표현을 공부해볼까요? 보험사는 insurance company 또는 insurer라고 하고, 보험 상품은 plan 또는 program이라고도 합니다. 보험 '증권'은 policy가 가장 일반적으로 쓰이고, '보험이 적용된다'라고 말하려면 cover라는 동사를 사용하면 쉽습니다. 예를 들어 '이 검사는 보험 적용이 안 되요'라고 하려면 "This test is not covered (by your insurance plan)."라고 할 수 있지요. '~를 알아보겠다, 확인해보겠다'는 표현으로는 Let me see if ~ 또는 Let me check if ~ 를 사용하면 됩니다. 예를 들어 '(사용 가능한) 병실이 있는지 알아보겠습니다.'라고 하려면 "Let me see if there is a room available."과 같이 말할 수 있습니다.

가입하신 보험사와 증권 번호를 알려주시면, 제가 (해당 검사나 치료가) 보험 적용이 가능한 지 확인해 보겠습니다.

- Please give me your insurance company and policy number. Let me see if it (test or treatment) is covered.
- If you give me your insurance company name and policy number, I would check if it (test or treatment) is covered.

환자가 가입한 보험상품의 종류에 따라 어떤 상품은 입원치료만 보장되고, 외래는 보장이 안 되는가 하면, 어떤 상품은 건강검진도 보장이 되지만 세부 검진 항목별로 보장범위가 다른 경우가 있지요? 진료나 검진을 하기 전에 환자와 이런 부분을 반드시 확인해야 하는데요, 이럴 때 유용한 표현입니다. 앞에서 배운 cover를 써서 쉽게 말할 수 있습니다. 검진은 check-up, 입원치료는 inpatient care 또는 inpatient treatment, 외래진료(또는 통원)는 outpatient care 또는 outpatient visit로 하면 되니까, 아래처럼 말할 수 있겠군요.

가입하신 상품은 입원치료만 보험 적용이 가능하고요, 외래(통원치료)는 (보장이) 안 되는 것으로 나오네요.

- Your plan covers inpatient care only, not outpatient care.
- Your insurance program is covering inpatient treatment but not outpatient visits.

글로벌 보험사 또는 대행사와 직접후불계약(direct-billing contract)을 맺는 병원이 늘어나고 있는데요, 환자가 가입한 보험사가 해당 병원과 후불계약을 체결한 곳이라면 지불보증서(GOP: Guarantee of Payment)를 받아 진행하면 크게 문제가 없지만, 계약 체결이 안된 곳이라면 보험 대행사(agency)를 이용하거나 먼저 환자가 진료비를 결제한 후 나중에 보험사에 직접 청구하는 방법을 안내하는 것이 일반적입니다. '진료비를 청구하다'라는 표현으로는 make a claim for medical treatment을 사용할 수 있고, '우선 결제하고 나중에 청구하는 것'은 claim에다가 back을 붙여서 pay first (=upfront) and claim it back later로 할 수 있어요. 물론 reimbursement 같은 단어도 있지만, 회화보다는 주로 문서에서 사용합니다. 말할 때 쉽게 하려면 claim for 또는 make a claim for + medical treatment cost or expenses (비용) / make a claim on + insurance company or plan(보험사나 보험상품) 이렇게 정리해두세요.

이 보험사는 저희 병원과 직접후불계약 체결이 안 되어 있어서요, 진료비를 먼저 결제한 후에 나중에 보험사로 청구하셔야 해요.

- Your insurance company is not on our direct-billing list. You should pay the bill first and claim it back later.
- We don't have a direct-billing contract with your insurer. You should pay the bill upfront and claim it back on your insurance.

Bonus Expressions

이 밖에 유용한 다른 표현들도 공부해봅시다. (이번 과에서는 진료비 수납과 서류 발급, 보험 관련 대화를 할 때 유용한 표현들을 알아보겠습니다. 조금 어려운 표현도 있지만 우선 쉬운 표현부터 공부하고, 수납과 관련된 표현도 꼭 정리해두세요!)

1) 진료비 상세 내역서는 몇 장이 필요하신가요?
- How many copies do you need for the itemized bill?

2) 혹시 그게 가능한지 알아보겠습니다.
- Let me see if it is available.
- Let me check if it can be done.

3) 혹시 도와드릴 수 있는 부분이 있는지 알아보겠습니다.
- Let me see if there is anything I can help you with.
- Let me check if there is anything I can do for you.

4) 혹시 다른 방법이 가능한지 알아보겠습니다.
- Let me see if there is any other way.
- Let me check if there is any other option.

5) 비자, 마스터, 아멕스 카드로 결제할 수 있습니다.
- We take Visa, Master and American Express.
- We accept Visa, Master and American Express card.

6) 그 부분에 대해서는 제가 다시 한 번 의사 선생님께 문의/확인해 보겠습니다.

- For that part, let me ask your doctor again.
- About that part, let me check with your doctor again.

7) 어느 회사의 보험상품에 가입하셨는지요?

- What insurance company are you with?
- What insurance plan(또는 program) do you have?

8) 보험카드를 보여주세요.

- Can I see your insurance card, please?
- Could you show me your insurance card, please?

9) 증권번호를 모르시면, 성함과 생년월일을 알려주세요.

- If you don't have the policy number, please fill out here for your name and birth date.
- If you didn't bring the policy number with you, please give me your name and birth date.

10) 가입하신 보험 상품은 건강검진에는 적용이 안 됩니다.

- Your plan does not cover a health checkup.
- A health checkup is not covered by your insurance plan.

11) 가입하신 보험 상품은 치료비의 일정금액까지만 적용됩니다.

- Your plan covers up to a certain amount for a treatment.
- Only a certain portion of treatment is covered by your plan.

12) 이 검사의 경우에는 보험으로 전액 처리 가능합니다.

- This test is fully covered by your insurance plan.
- Your insurance policy covers 100% of the cost for this test.

13) 보험이 적용되는 항목 외의 (치료나 검사) 비용은 본인 부담입니다.

- You need to pay on your own for the cares that your insurer does not cover.
- You need to pay on your own for the cost (for a treatment or test) (that is) not covered by your insurance.

14) 좀 더 자세한 보장 항목과 범위에 대해서는 보험사에 문의해 주십시오.

- For more detailed coverage, please ask your insurer.
- About coverage items and more, please call and ask your insurance company.

15) (목록을 주면서) 저희 병원에서 직접지불계약을 체결한 보험사 및 보험업무 대행사가 여기에 나와 있습니다.

- Here is the list of our direct-billing partners (insurers and agencies).
- From here, you can check the list of the insurance companies and agencies that we have a direct-billing contract with.

16) 가입하신 보험상품의 종류에 따라, 병원에 오시기 전에 미리 지불보증서(GOP)를 발급받아야 하는 경우가 있어요.

- Depending on your insurance plan, you might need to get a GOP (Guarantee of Payment) before coming here.
- Depending on your insurance policy, you might need to bring a

GOP (Guarantee of Payment) before you come here.

17) 외래의 경우 지금 계산하는 병원 진료비에 약값이 포함되어 있지 않아요.
- For an outpatient, the bill you pay now does not include the cost for medicine.
- (입원환자의 경우에는 진료비+약제비가 한꺼번에 청구되지만 외래환자는 약제비가 별도라는 설명을 하려면) For inpatients, we charge treatment and medicine fees together, but for outpatients, medicine fees are separate.

18) 처방전을 가지고 (병원) 밖에 있는 약국에서 처방한 약을 구매하셔야 합니다.
- You should take this prescription to a pharmacy out there and get it filled.
- You should bring this prescription to a pharmacy out of this building and get it filled. (buy the medicine)

19) 보통 예상 입원비 총액의 약 80%를 보증금으로 선납하는데요, 최종 금액은 치료내용에 따라 달라질 수 있습니다.
- You should usually pay upfront about 80% of the estimated cost for your hospital stay when you check in. The final bill amount might be different depending on the treatment details.
- (환자가 왜 보증금을 받는지 물어볼 경우) 호텔에 가시면 신용카드를 오픈해두는 것과 비슷합니다. It is similar to hotels opening your credit card when you check in.

20) 지불하신 보증금보다 최종 금액이 적은 경우에는 퇴원할 때 차액

을 돌려드립니다. (이미 지불한 금액에서 돈이 남아 있을 때는 이 금액을 credit 또는 remaining balance라고 함.)

- If the final bill is smaller than the deposit, we give you the credit back when checking out.
- If the final bill is smaller than the deposit, we give you back the remaining amount when you check out from here.

21) 지불하신 보증금보다 최종 금액이 많은 경우에는 차액을 퇴원 시에 결제하시면 됩니다. (이미 지불한 금액보다 더 많은 금액이 청구되면 이 금액을 extra 또는 outstanding이라고 함.)

- If the final bill is bigger than the deposit, you should pay the extra when checking out.
- If the final bill is bigger than the deposit, you should pay the outstanding when you check out from here.

22) 국민건강보험이 있으면 1, 2차 진료기관에서 전원의뢰서를 받아오셔야만 저희 병원에서 진료할 수 있습니다. (*대학병원 등 상급종합병원의 경우)

- If you are covered by the Korean National Health Insurance program, you should bring in a referral from your primary or secondary doctor before you see a specialist at our hospital.
- 전원 의뢰서 외에도 의사 소견서와 의무기록을 저희 쪽으로 보내주셔야 합니다. 그리고 입원실이 가능한지 먼저 확인해야 합니다.
- Other than a referral, we should have a doctor's note and medical records from your primary or secondary care facilities. Also, you need to check if there is a room available.

23) 이 서식은 선택 진료비 추가에 대한 내용입니다. 잘 읽어보신 후 서명해주세요.

- This is about extra fees when choosing your physician. Please read it carefully and sign below.
- (환자가 왜 선택진료비가 발생하는지 물어보면) 10년 이상의 경력을 가진 전문의를 선택해서 진료를 받을 경우에 추가되는 비용입니다. They are the fees added when you choose doctors with more than 10 years of experience in their specialties.

24) (성형수술 확인서를 주면서) 이 서류는 본국으로 돌아가실 때 필요한 겁니다. 성형수술을 했다는 확인서입니다.

- This is a form you need for going back to your country. It says you got a plastic surgery from here.
- (환자가 왜 필요한지 물으면) 이민국에서 (또는 입국 수속 시에) 신원확인이 안될 수도/ (성형으로 인해 얼굴이 여권 사진과 달라져서) 못 알아볼 수도 있기 때문입니다. The immigration staff might want to check if you are the same person with the one on your passport. /This is for the immigration staff, because they might not be able to recognize you from the photo on your passport.

25) 이 서류에 있는 이름이 여권상 이름과 일치하는지 다시 한번 확인해주세요.

- Please double check if your name here is exactly the same with the one on your passport.

26) 가입하신 보험이 이번 달로 만료됩니다. 그 이후로는 약을 처방할 때 보험처리가 안되네요.

- Your policy will be expired by the end of this month. Prescription after that will not be covered.

27) 보험 계약이 시작되는 다음 달 초에 다시 내원해서 그때 약 처방을 다시 받으셔야 할 것 같아요.
- I guess you should come and get a prescription again early next month when you have a new policy.

Step 3

자, 그럼 이번에는 대화문 속에서 우리말로 되어 있는 부분을 영어로 바꾸어 보겠습니다. 큰 소리로 연습해보세요.

(N- Nurse, S – Staff, P- Patient, G – Guardian)

1) P: Hello, I'm here for an appointment.
N: 여권이나 외국인 등록증이 있으면 주시겠어요?
P: Here it is.
N: 이름을 부를 때까지 저쪽에서 잠시만 기다려 주세요.

2) N: Is there anything I can help you with?
P: Oh, actually I might need some help with the medical records and stuff for my insurance later.
N: 필요한 서류가 있으면, 퇴원 2~3일 전에 미리 알려주세요. 준비해드리겠습니다.

3) G: Hello, I'm here for a document for claiming on insurance.
S: 환자 본인이신가요?
G: No, I'm not.
S: 본인이 아니면 서류 발급이 불가능합니다. 위임장을 가지고 오시거나 환자분과 함께 오세요.
G: Oh, I see.

4) P: Should I pay by cash only here?
S: 현금 또는 신용카드로 결제하실 수 있어요. 현금인 경우에는

원화로만 결제가 가능합니다.

P: Oh, I see. Then let me just use my credit card. Do you take this card?

S: 비자, 마스터 아멕스 카드로 결제 가능합니다.

5) P: I would like to book a health check-up. Will this be covered?

N: 가입하신 보험사와 증권 번호를 알려주시면, 보험 적용이 가능한 지 확인해 보겠습니다.

P: Oh, thank you.

N: (확인 후) 가입하신 보험상품은 건강검진에는 적용이 안 되는 걸로 나오네요.

6) P: Can I get the treatment first and then pay later? I'm insured with ABC. Could you please check if I can do that way?

N: 죄송합니다만 가입하신 보험사는 저희 병원과 직접후불계약이 체결되어 있지 않네요. 이런 경우에는 먼저 진료비를 결제하고 나중에 청구하는 방법이 있어요.

P: Hmm. Let me call and ask my insurer first.

7) P: Why should the deposit be this much?

S: 보증금은 보통 예상 입원비 총액의 약 80%를 선납하게 되어 있어요.

P: Hmm. I still don't get it. Why do I need to pay this?

S: 호텔에서 체크인할 때 신용카드 오픈해 두는 것과 비슷한 거예요. 최종 금액이 보증금보다 적게 나오면 퇴원 시에 차액을 돌려드립니다.

P: Okay. Can I transfer the money to your account?

S: Yes, you can. This is our account number.

Answers

Unit 08– Step 3 Dialogue in English

(N- Nurse, S – Staff, P- Patient, G – Guardian)

1) P: Hello, I'm here for an appointment.
N: Your passport or ARC, please?
P: Here it is.
N: Please wait for a moment over there until I call you.

2) N: Is there anything I can help you with?
P: Oh, actually I might need some help with the medical records and stuff for my insurance later.
N: If you need any document, please let us know two to three days before checking out. Let me get it (them) ready for you.

3) G: Hello, I'm here for a document for claiming on insurance.
S: Are you the patient yourself?
G: No, I'm not.
S: If not, we are not allowed to give you the document. Please come back with a letter of attorney or with the patient.
G: Oh, I see.

4) P: Should I pay by cash here?
S: You can pay by cash or by credit card. For cash, it should be only in Korean Won.
P: Oh, I see. Then let me just use my credit card. What credit card

do you take?

S: We accept Visa, Master and Amex.

5) P: I would like to book a health check-up. Will this be covered?

N: Please give me your insurance company name and policy number. Let me see if it (test or treatment) is covered.

P: Oh, thank you.

N: (after checking with the insurer) Your plan does not cover a health checkup.

6) P: Can I get the treatment first and then pay later? I'm insured with ABC. Could you please check if I can do that way?

N: Sorry, but your insurance company is not on our direct-billing list. You could pay the bill first and claim it back later.

P: Hmm. Let me call and ask my insurer first.

7) P: Why should the deposit be this much?

S: You should usually pay upfront about 80% of the estimated cost for your hospital stay when you check in.

P: Hmm. I still don't get it. Why do I need to pay this?

S: It is similar to when hotels open your credit card at check in. If the final bill is smaller than the deposit, we give you the credit back when checking out.

P: Okay. Can I transfer the money to your account?

S: Yes, you can. This is our account number.

MEMO

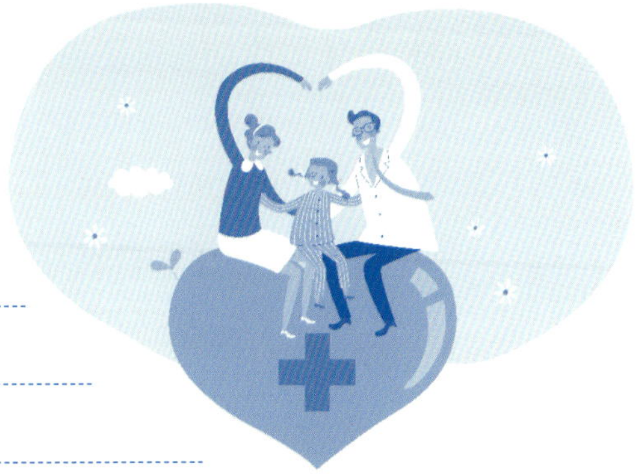

Unit 09

Special Tip (1)

All About Names: 어려운 영어 이름 정확하게 받아 적기

외국인 중에서도 알파벳을 발음할 때 특이하게 발음하는 사람들이 있어요. 예를 들면 호주 사람들은 알파벳 A를 '아이'처럼 발음하고 I는 '이'처럼 발음하는 경우가 있습니다. 상대방이 눈앞에 있다면 그냥 종이에 써달라고 하면 될 텐데, 전화상으로 이름을 불러주고 그 이름을 받아 적어야 하는 경우에는 난감할 때가 있지요. 병원에 등록된 환자의 이름이 여권상의 영문 이름과 같아야만 나중에 보험처리 등에 문제가 생기지 않기 때문에 환자의 이름을 정확하게 받아 적는 것은 매우 중요합니다.

이번 과에서는 다양한 국적의 외국인 이름을 듣고 받아 적은 후에, 그 이름이 정확한지 다시 한 번 확인할 때 유용한 방법을 알려드리겠습니다. 또한, 자신의 전화번호나 이메일을 상대방에게 정확하게 불러주는 연습도 해보겠습니다.

자, 우선 아래 이름들을 한번 읽어보세요.

Nikolaj Coster-Waldau
Abu Musab al-Zarqawi
Datuk Sheikh Muszaphar Shukor

어렵죠? 그냥 읽기도 어려운데, 이런 이름들을 만약에 소리만 듣고 받아 적어야 한다면 어떻게 해야 할까요?

이럴 때 활용할 수 있는 Phonetic Alphabet을 알려드리겠습니다. 전 세계적으로 널리 사용되는 것으로 두 가지 정도가 있는데, 첫 번째는 나토에서 만든 NATO Phonetic Alphabet이고, 두 번째는 Western Union Phonetic Alphabet입니다. 이 두 가지 방식 이외에도 여러분이 스스로 더 간편한 방식을 만들어 쓸 수도 있답니다. 예를 들면 제목에서 보시는 것처럼 "I for iPhone" 이렇게 누구나 알 수 있는 상품 이름을 이용하는 방식으로요. 우선 나토에서 만든 체계를 한 번 볼까요?

NATO Phonetic Alphabet

A	Alpha
B	Bravo
C	Charlie
D	Delta
E	Echo
F	Foxtrot
G	Golf
H	Hotel
I	India
J	Juliet
K	Kilo
L	Lima
M	Mike
N	November
O	Oscar
P	Papa
Q	Quebec

R	Romeo
S	Sierra
T	Tango
U	Uniform
V	Victor
W	Whiskey
X	X-ray
Y	Yankee
Z	Zulu

익숙한 것도 있고, 조금 생소한 것도 있지요? 두 번째도 영어권에서 많이 쓰는 방법의 하나입니다. 사람 이름이 들어간 것도 있네요. 한번 같이 볼까요?

Western Union Phonetic Alphabet:

A	Adams
B	Boston
C	Chicago
D	Denver
E	Easy
F	Frank
G	George
H	Henry
I	Ida
J	John
K	King
L	Lincoln
M	Mary
N	New York
O	Ocean

P	Peter
Q	Queen
R	Roger
S	Sugar
T	Thomas
U	Union
V	Victor
W	William
X	X-ray
Y	Young
Z	Zero

역시 조금 어려운 것도 있고, 쉬운 것도 있네요. 사실은 원어민도 두 가지 체계를 적당히 섞어 쓰거나 아니면 아래처럼 아이들도 알 수 있을 만큼 쉬운 단어를 붙여서 쓰기도 합니다.

Another way of pronouncing words:

A for "apple"
B for "boy"
C for "car"
D for "dog"
E for "ear"
F for "flag"
G for "great"
H for "house"
I for "insect"
J for "joy"
K for "kind"

L for “light”
M for “magic”
N for “night”
O for “orchestra”
P for “people”
Q for “question”
R for “red”
S for “sure”
T for “truck”
U for “unique”
V for “video”
W for “wow”
X for “Xerox”
Y for “yes”
Z for “zebra”

어휴… 이걸 언제 다 외워…하고 한숨을 쉬는 분이 분명히 있을 것 같은데요, 다 외울 필요는 없답니다. 여러분이 생각하기에 더 쉽고 간편한 말을 붙여서 말할 수도 있어요. 예를 들면 S for Spain, P for Paris처럼요. 그러나 이렇게 만들어서 쓸 때는 누구나 알고 있을 만한 말을 택하는 것이 좋겠지요? 자, 그럼 아래 대화문을 보면서 실제 전화상에서 이 체계가 어떻게 쓰이는지 볼까요?

N: This is Hankuk Skincare Clinic. How can I help you?
P: Hi, I'm calling to make an appointment tomorrow. Can I?
N: Yes, you can book after 2 pm. Your name, please?
P: My name is Scarlett Johansson.
N: Scarlett...Sorry? Could you spell your name?

P: Ah, S-C-A-R-L-E-double T.[1]

N: S for sugar, C for cat, A for apple, R for Romeo, L for Lincoln, E for easy, and T for Tom? Is it correct?

P: Yes, perfect. That was my first name, and my last name is Johansson. J for Juliet, O for Oscar, H for house, A for alpha, N for New York, double S for sugar, O for Oscar, N for New York again.

N: So it's J-O-H-A-N-S-S-O-N. Correct?

P: Yes.

만약 외국인 환자의 이름이 지나치게 길 경우에는 우선 성(Family Name)만 적은 후에 Ms. Mr. 등을 앞에 붙여 써 놓고 나중에 환자가 내원했을 때 신분증이나 여권에서 Full Name을 재확인하는 것도 요령입니다. Jake나 Cara 같은 경우는 크게 어렵지 않으니까 J인지 Z인지, C인지 K인지 정도만 확인해도 되겠지만, 우리에게 익숙한 Michael이라는 이름도 C 대신에 K를 써서 Mikhael이라고 하는 사람도 있으니 쉬운 이름도 다시 한 번 확인하는 것이 중요합니다.

이름 이외에 또 하나 어려운 것이 바로 소리만 듣고 숫자를 받아 적는 일인데요, 외국인 환자가 전화번호를 불러줄 때 정확하게 받아 적고 확인하는 연습, 그리고 여러분의 연락처나 이메일 주소 등을 전화상으로 정확하게 불러주는 연습을 해보겠습니다. 영어로 된 숫자를 받아 적을 때 숫자 '5'와 '0'을 혼동하는 분이 많은데요, 앞에서도 잠깐 나왔지만 숫자 '0'이 두 번 연속으로 나오면 "double O, [더블 오]" 세 번 연속으로 나오면 "triple O [트리플 오]"라고 읽습니다. 예를 들면,

041-541-7002: "zero-four-one, five-four-one, seven-double O-two"

1) 한 알파벳이 연속으로 두 번 나올 때 이렇게 double을 앞에 붙여서 말한다.

이렇게 읽을 수 있어요. 그리고 이메일 주소를 불러줄 때 @와 .com 등은 어떻게 읽을까요? @은"at(앳)"으로 읽고 .은 "dot(닷)"으로 읽으면 됩니다.

Jihyun.medical@hospital.co.kr 의 경우
"J-I-H-Y-U-N-dot-medical-at-hospital-dot-C-O-dot-K-R"

그럼 이제까지 배운 내용을 아래 대화문에서 확인해보겠습니다.

P: Can I have your email address?
N: It is J-I-H-Y-U-N-dot-medical-at-hospital-dot-C-O-dot-K-R.
P: Jih..Sorry?
N: Ah, it is J for Juliet, I for iPhone, H for hospital, Y for yellow, U for university, and N for nurse.
P: Got it. Thanks.

Let's practice!

아래 우리말 부분을 보면서 영어로 말해보세요.

(P – Patient, N – Nurse)

1) P: I'd like to send this document to your email. Can I have your name and email address?
N: 네, 제 이름은 김수희(Suhee Kim)입니다. S-U-H-그리고 E 두 개요.
P: Okay.

N: 그리고 제 이메일 주소는 suhee305@joeunclinic.com 입니다.

P: Okay, Suhee, three-O-five, at, and what was next?

N: 아, Juliet 할 때 J, O-E-U-N clinic.com 입니다.

P: Oh, thank you so much.

N: You're welcome.

2) N: Hello, this is Hankuk Hospital. How may I help you?

P: I'd like to book a medical check-up.

N: 네, 그럼 031 – 403 – 0089로 전화해주세요.

P: Thank you.

3) 자, 이번에는 여러분의 이름과 전화번호, 이메일 주소를 넣어서 위에서 본 대화문처럼 연습해보세요.

P: Can I have your name and email address?

You: ______________________________.

P: What number should I call to talk to you?

You: My direct number is ______________________________.

Unit 10

Special Tip (2)

Chat Lingo:
채팅이나 문자메시지에 쓰이는 줄임말

요즘은 수술 전 상담이나 수술 후 환자에게 follow-up care를 할 때 채팅 앱 또는 문자 메시지를 사용하는 경우가 있습니다. 그래서 이번 과에서는 문자 메시지를 주고받거나 채팅을 할 때 원어민들이 자주 사용하는 줄임말(약어)에 대해서 알아보겠습니다. 물론 이런 약어를 적극적으로 먼저 사용할 필요는 없지만, 상대방이 사용했을 때 무슨 뜻인지는 알아야 하니까요. 온라인 채팅 또는 문자 메시지에서 자주 볼 수 있는 대표적인 약어는 아래와 같습니다.

B4N: bye for now

BBL: be back later

BBS: be back soon

B4: before

BAU: business as usual

TMR, 2moro - tomorrow

2nite: tonight

2 U: to you

OIC: Oh, I see

IC: I see

IOW: In other words
JIC: just in case
OMG: Oh my God
TTYL: talk to you later/ type to you later
CU, C ya: See you
Cuz, BC, or B/C: because
XOXO: hugs and kisses
LOLO: lots of love
EOM: end of message
EZ: easy
F2F: face to face
F2T: free to talk
FYI: for your information
G2G: got to go
G2R: got to run
GGN: gotta go now
GJ: Good Job
GL: Good luck
MSG: message
PLS, PLZ: please
POC: Point of contact
R U: are you
TMB: text me back
TY: thank you
Thx: Thanks
Txt me: text me
Msg me: message me
UR : you are 또는 your

Qs: questions
W/ : with
W/O : without
WB: welcome back
WBS: write back soon
Y? : why?

물론 이런 표현을 언제나 사용하는 것은 아닙니다. 중요한 정보를 담고 있는 이메일이나 공식적인 서한 등에서는 약어를 사용하지 않아요. 그러나 간단하게 주고받는 문자 메시지나 채팅에서는 타이핑하는 글자 수를 줄일 수 있어서 도움이 되는 경우가 있지요.

Let's practice!

자, 그럼 이제까지 배운 내용을 가지고 외국인 환자와 아래처럼 채팅을 해볼까요?

(수술 후 본국에 돌아간 환자와 채팅하는 상황)

P: Hi, this is Kristine. Remember?
N: Oh, Kristine. I do remember U.
P: R U F2T?[1] I have Qs.[2]
N: What's it about?
P: Still a bit of blood around the spot. Is it OK?

1) "Are you free to talk?"의 줄임말.
2) "I have questions."의 줄임말.

N: How much? 사진을 찍어서 문자메시지로 보내주세요.[3]

P: Okay··· Sent 2 U.[4]

N: 사진으로 보기에는 괜찮아 보이는데요.[5]

P: Oh, is it normal to have this much of blood?

N: That's common. 혹시 또 궁금한 점 있으면 언제든지 문자 메시지나 이메일로 연락주세요.[6]

P: OIC. Thx. TTYL.

3) "How much? Plz text me UR photo." 처럼 쓸 수 있다.

4) "I sent the photo to you."의 줄임말.

5) "It looks OK from the photo." 처럼 쓸 수 있다.

6) "Plz txt me or email me for any Qs." 처럼 쓸 수 있다.

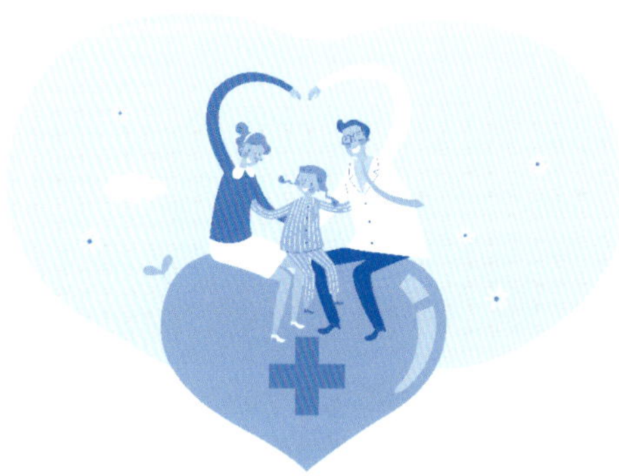

HOSPITAL

PART

2

병원에서 통하는 영어회화

ENGLISH

Episode

외국인 환자를 진료실로 무사히 안내한 김 간호사. 의사 선생님과 이야기를 나누는 환자를 보면서 잠깐 머릿속으로 오늘 할 일을 정리합니다. '오전에는 검진 예약한 환자가 있고… 퇴원하는 환자가 몇 명.. 오후에는 입원 환자가 또 여러 명 온다고 했었지… 지난번에 수술하고 간 환자도 이메일을 보냈던데 도무지 답장을 보낼 시간이 없네… 요즘은 왜 이렇게 바쁜 거지?' 이런 생각을 하고 있는데 진료를 마치고 나온 환자가 갑자기 김 간호사에게 묻습니다. "Sorry, but I didn't get what he's just said. Could you explain it again?"

아니, 이 환자, 분명히 의사 선생님이 내일 할 검사와 주의 사항을 설명할 때는 다 알아들은 것처럼 고개를 끄덕이더니, 진료실 밖에 나와서는 김 간호사를 붙잡고 다시 설명을 해달라니, 어찌 된 일일까요?

병원에서는 이런 일이 종종 발생합니다. 외국인 환자의 국적이나 영어 구사 능력, 교육 수준이 모두 다를 뿐 아니라, 일반인들은 병원에서 쓰는 용어에 익숙하지 않기 때문에, 진료실에서는 다 알아듣는 것처럼 하다가도 밖에 나와서는 못 들었으니 다시 설명해 달라고 하거나, 또는 다 이해했어도 불안한 마음에 여러 번 확인하고 싶어하는 것이죠.

김 간호사가 이 외국인 환자에게 뭐라고 설명을 해줘야 할까 생각하는 사이에 나타난 최 간호사, 이미 상황 파악이 되었다는 듯이 김 간호사에게 눈을 한 번 찡긋하더니, 외국인 환자에게 인쇄된 검사 전 주의사항 안내문을 보여주면서 이렇게 말하는군요. "Here we have all the details. Could you read this over and get back to me if you have any questions?"

김 간호사는 그제야 '나도 주의사항 안내문이 어디 있는지 쯤은 알고 있는데……' 하고 아쉬워합니다. 무작정 좋은 영어 표현을 열심히 외운다고 그만큼 말하기 실력이 느는 것은 아닙니다. 각 대화 상황에 맞게 연습해보고 눈이 아닌 입으로 소리 내 자꾸 말해 봐야 합니다.

이번 장에서는 Part 1에서 배운 내용을 실제로 적용할 수 있도록, 각 상황별로 생생한 대화문을 실었습니다. 그러나 대화문을 보기 전에 먼저 앞 장에서 배운 표현들을 적극적으로 활용해 혼자 힘으로 상황에 맞게 대화문을 만들어 보세요. 파트너와 함께 Role Play 형식으로 연습하면 더 좋습니다. 그러고 나서 Sample Dialogue와 비교해보고, 새로 나온 표현들도 잘 정리해두었다가 나만의 비장의 무기로 만들어 보세요!

자, 그럼 준비되셨나요?

Unit 01

Create Your Own Dialogue 1: 상담 및 문진

Step 1

아래 제시된 상황을 잘 읽고, 어떤 내용의 대화가 이루어질지 먼저 생각해보세요.

A – Patient: Paul Hester, male, 33 years old, from New Zealand

당신은 30대 남성으로, 등 부분에 자꾸 뭐가 나고 가려워 계속 긁게 되어 피부과를 방문했습니다.

현재 컴퓨터 프로그래머로 일하고 있으며, 시간 대부분을 히터가 켜진 사무실 안에서 보냅니다.

알레르기인지는 알 수 없지만, 해산물을 먹고 나서 약간 배가 아팠던 적이 있고, 현재 따로 복용하고 있는 약은 없으며 비타민제를 먹는 정도입니다.

술을 자주 마시는 편이며 직장 동료들과 치킨에 맥주를 즐겨 먹고, 평상시에 보습제를 거의 사용하지 않습니다.

B – Nurse, 피부과 상담: (아래에 이름을 적어 보세요)

____

(대화문을 만들 때는 아래 내용에서 필요한 것만 골라도 좋고, 원하는 내용을 추가해도 됩니다.)

당신은 한국 병원의 피부과에서 일하고 있습니다. 병원에 온 환자가 본격적인 진료를 받기 전에 간단한 상담을 하면서 문진표를 작성합니다.

기본적인 건강 상태와 생활 습관 등을 확인하기 위한 질문을 합니다. 우선 주요 증상이 무엇인지 물어보고, 일하는 곳의 환경은 어떤지 물어보세요. 예를 들어 사무실이라면 피부가 건조해질 만한 원인이 있는지, 히터가 항상 켜져 있는지 등을 물어볼 수 있습니다. 그리고 특정 알레르기가 있는지, 복용 중인 약이 있는지, 술을 얼마나 자주 마시는 지, 그리고 평상시 보습제 사용 여부 등을 물어보세요.

마지막으로 환자에게 작성한 내용을 의사 선생님께 전달할 테니 이름을 부를 때까지 잠깐 기다리라고 말해보세요.

Step 2

위 상황에 맞는 대화문을 만들어 보세요.

필요하면 아래 단어와 표현을 참고하세요.

Vocabulary & Expressions

어떻게 오셨어요? / 무엇을 도와드릴까요?

How may I help you? /What can I help you with?

저희 병원 처음이세요?

First time here? / Have you been here before?

어디가 불편하신가요?

What brought you here?

What seems to be the problem?

저쪽에서 잠시만 기다려주시겠어요?

Wait there for a moment, please.

Could you wait over there for a moment, please?

제가 이름을 부를 때까지 잠시만 기다려주시겠어요?

Could you wait over there for a moment until I call you?

현재 복용하는 약이 있으십니까?

Are you on any medication now?

다른 증상은 없었나요?

Anything else? / Any other symptoms?

(약이나 특정한 음식에) 알레르기가 있으신가요?

Are you allergic to anything (any medicine or food)?

Your Dialogue 아래 빈 칸에 대화문을 작성해보세요.

A

B

A

B

A

B

A

B

A

B

Step 3

위 내용으로 대화문을 만들어보았습니다. 여러분이 만든 대화문과 비교해보고, 앞 장에서 배운 표현과 새로 나온 표현을 확인하세요.

<Sample Dialogue>

(N- Nurse, S – Staff, D- Doctor, P- Patient, G - Guardian)

P: Hello, good morning.

N: Good morning. How may I help you?

P: I came here to see a doctor, for my skin problems.

N: First time here?

P: Yes, it is.

N: Okay, then let's move to the waiting room and fill out this form together. Please come this way.

(Moving to a consultation room)

P: So, I'm done with my name, age, and phone number. What else?

N: Before you see the doctor, can I ask you just a few questions about your general health and habits?

P: Okay. Go ahead.

N: You came here today because…?

P: Oh, I would like to see why I have all the rashes around my back. It's very bad now.

N: Hmm, do you feel itchy?

P: Yes, I feel very itchy around here, to the point that I can't stop scratching.

N: Can I ask where you work? Do you work indoors?

P: Yes, I spend quite long hours at a small office. I'm a computer programmer.

N: Oh, I see. Then you must be working all day on a computer in a closed room. Are heaters on in your office?

P: Yes, they are on all the time.

N: How about food? Are you allergic to anything?

P: I'm not too sure if I am allergic or not, but I sometimes have a bit of stomach trouble after having seafood like crabs.

N: Are you on any medication?

P: No, just some vitamins. That's it.

N: How often do you drink alcohol?

P: Quite often. I have fried chicken and beer almost every night.

N: Do you normally use a moisturizer?

P: Not really.

N: Okay. Now, let me pass this to the doctor. Could you wait outside for a moment? Let me call your name when the doctor is ready.

(우리말 번역) 피부과 상담 및 문진표 작성

(N- 간호사, P- 환자)

P: 안녕하세요.

N: 안녕하세요, 어떻게 오셨나요?

P: 피부 때문에 진료를 좀 받으려고 하는데요.

N: 저희 병원 처음이신가요?

P: 네, 그렇습니다.

N: 아, 그럼 다른 방으로 가서 간단하게 양식 하나만 같이 작성할까요? 이쪽으로 오세요.

(상담실로 이동한다)

P: 제 이름하고, 나이, 전화번호 다 적었어요. 이제 또 뭘 적어야 하나요?

N: 진료받기 전에 제가 전반적인 건강 상태와 생활 습관 등 몇 가지 질문을 드려도 될까요?

P: 네, 그렇게 하세요.

N: 오늘은 어디가 불편해서 오셨죠?

P: 아, 등 쪽에 자꾸 뾰루지가 올라오는데, 왜 그런지 모르겠어요. 지금 아주 심해요.

N: 흠, 가렵나요?

P: 네, 여기가 너무 가려워서 계속 긁게 돼요.

N: 혹시 어떤 곳에서 일하시는지 여쭤봐도 될까요? 주로 실내에서 일하세요?

P: 네, 작은 사무실에서 꽤 오랜 시간을 보내요. 컴퓨터 프로그래머로 일하고 있어요.

N: 아, 그렇군요. 그럼 아무래도 밀폐된 공간에서 컴퓨터 작업을 많이 하시겠군

요. 사무실에 히터가 있나요?

P: 네, 항상 켜져 있죠.

N: 음식은 어떠세요? 혹시 알레르기가 있나요?

P: 알레르기인지 아닌지는 잘 모르겠는데, 게 같은 해산물을 먹고 나면 배탈이 날 때가 있어요.

N: 복용하고 있는 약이 있으세요?

P: 아니요, 그냥 비타민제를 먹는 정도예요.

N: 술은 얼마나 자주 드십니까?

P: 자주 먹는 편이죠. 거의 매일 저녁 치킨과 맥주를 먹는 것 같아요.

N: 평상시에 보습제를 사용하세요?

P: 아니요, 딱히 사용하는 건 없어요.

N: 좋습니다. 그럼 제가 이 내용을 의사 선생님께 전달해드릴 테니까요, 밖에서 잠시만 기다려 주시겠어요? 차례가 되면 제가 이름을 불러드릴게요.

Unit 02

Create Your Own Dialogue 2: 건강검진 상담/예약

Step 1

아래 제시된 상황을 잘 읽고, 어떤 내용의 대화가 이루어질지 먼저 생각해보세요.

A – Patient: Jaclyn Victor, Female, 54 years old, from Malaysia

당신은 54세 여성으로, 건강검진 프로그램에 대한 정보를 얻고 상담과 예약을 하기 위해 한국병원 국제진료센터를 찾아왔습니다.

건강검진 프로그램 안내서를 받아서 읽어본 후, 기본 프로그램과 VIP 프로그램 간에 어떤 차이가 있는지 물어보세요. 설명을 듣고 나서 프로그램을 결정한 후 예약을 합니다.

다음 주 화요일에 예약하고 싶은데, 가능한지 물어보고 만약 그 날 예약이 안 되면 그 다음 주 화요일 21일로 예약을 해보세요. 건강 검진과 관련해 더 궁금한 점이 있으면 물어보세요.

B – Nurse or Staff 국제진료센터 건강검진 상담 및 예약 담당:

(원하는 이름과 역할을 정해 보세요!) ________________________________

(아래 내용을 그대로 사용해도 좋고, 자신이 일하는 병원의 실제 건강검진 프로그램 내용으로도 바꿔도 됩니다.)

당신은 건강검진 상담과 예약을 담당하고 있습니다. 고객이 건강검진에 관해 문의하면 우선 프로그램 안내 책자를 보여주고, 읽어본 후 궁금한 점이 있으면 물어보라고 말하세요.

고객이 각 프로그램의 차이에 관해 물어보면 우선 한국병원에는 A, B 프로그램 및 VIP 프로그램이 있고, 프로그램별로 가격이 다르다는 점을 설명하세요. 고객의 나이를 물어보고, 해당 연령대의 남성/여성이 주로 선택하는 프로그램을 추천하세요. (예: 여성 고객을 위한 B 프로그램은 A 프로그램에 비해 유방 초음파와 골반 CT 검사가 추가된다, 중증질환의 조기 발견이 가능하도록 설계되었다는 내용 등)

VIP 프로그램에 추가되는 항목으로 뇌 MRI와 PET-CT 등을 알려주고, VIP 프로그램을 예약하는 고객에게는 VIP 병실을 제공한다는 내용 등을 설명하세요. 고객이 예약을 원하면 우선 일정을 확인하고, 예약 가능한 가장 빠른 날짜를 알려주세요. (예: 4월 셋째 주 금요일 17일) 고객이 원하는 날짜 중 가능한 날을 찾아 예약을 해주세요. 마지막으로 고객이 프로그램을 결정했는지 물어보고, 고객에게 예약접수양식을 주면서 작성해달라고 말해보세요.

Step 2

위 상황에 맞는 대화문을 만들어 보세요.

필요하면 아래 단어와 표현을 참고하세요.

Vocabulary & Expressions

건강검진 프로그램: health checkup program

검사: test 또는 screening

유방 초음파: breast ultrasound

골반 CT: pelvic CT

중증 질환의 조기 발견: early detection of major diseases

예약하셨나요?: Did you make an appointment?

저희 프로그램 안내 책자를 드릴 테니까요, 잘 읽어보시고 궁금한 점이 있으면 알려주세요.
Here we have a brochure for our programs. Please read it over and let me know if you have any questions.

다음 주 화요일은 이미 예약이 꽉 찼습니다.
Next Tuesday is booked up already.

예약 가능한 가장 빠른 날짜는 --- 입니다.
The earliest possible date would be ---

Your Dialogue 아래 빈 칸에 대화문을 작성해보세요.

A

B

A

B

A

B

A

B

A

B

Step 3

위 내용으로 대화문을 만들어보았습니다. 여러분이 만든 대화문과 비교해보고, 앞 장에서 배운 표현과 새로 나온 표현들을 확인하세요.

<Sample Dialogue>

(S – Staff, P- Patient)

P: Hello, I came here for a health check-up program.

S: Did you make an appointment?

P: No, actually I would like to get more information about the programs you have, and then probably make an appointment today if I can. Can I?

S: Sure. Here we have a brochure. Please read it over[1)] and let me know if you have any questions.

P: Thanks. (After a while) Umm··· Can you explain a little bit more about these programs?

S: Oh, in that case, let me briefly go through it with you.[2)] We have A, B and VIP program. Each program has different charge. May I ask your age?

P: I'm 54.

S: Most women in your age go with Program A. It has more screenings

---

1) Read over는 자세히 읽는다는 뜻. 여기서 over는 강조의 뜻으로, "Let me think it over"라고 하면 '(시간을 두고) 생각해볼게.' 라는 뜻의 표현이 된다.

2) Go through에는 책이나 문서 등의 내용을 훑어본다는 뜻이 있는데 여기서는 안내서를 같이 쭉 보면서 간단히 설명해 주겠다는 의미로 쓰였다.

like breast ultrasound, or pelvic CT. It is well designed for early detection of major diseases.

P: Then what is extra for the VIP program?

S: Brain MRI or PET-CT is included. Also, we provide a VIP room for those who book this program.

P: Oh, I see. Then can I book for next Tuesday?

S: Just for a moment, please. (After checking the schedule) Sorry, next Tuesday is booked up already. The earliest possible date would be Friday the 17th, the third week of April.

P: Wow, I don't think I can make it on Friday…. how about the one after next week? Tuesday the 21st.

S: Okay. I can put you up on that day. Did you decide which program you want to go with?

P: Yes. I think I am okay with Program B.

S: Good. Please fill out this form first. You can write on this pad.

P: Thank you.

(우리말 번역) 건강검진 상담 및 예약

(S – 직원, P- 환자)

P: 안녕하세요, 건강검진 프로그램 때문에 왔는데요.

S: 혹시 예약하셨나요?

P: 아니요, 여기 병원 검진프로그램에 대해 좀 더 알아보고 오늘 가능하면 예약을 하려고 해요. 그렇게 할 수 있나요?

S: 그럼요. 저희 병원 프로그램 안내서를 드릴 테니까요, 우선 읽어보시고 궁금한 점이 있으면 말씀해주세요.

P: 고맙습니다. (잠시 후) 음… 이 프로그램들에 대해서 좀 더 설명을 해주시겠어요?

S: 아, 네. 그럼 제가 잠깐 같이 봐드릴게요. 저희 병원에는 A 프로그램, B 프로그램, 그리고 VIP 프로그램 이렇게 세 가지가 있는데요. 프로그램별로 가격이 다릅니다. 혹시 연세가 어떻게 되세요?

P: 쉰넷입니다.

S: 고객님 연령대 여성분들이 보통 많이 선택하시는 프로그램이 B인데요, (A 프로그램에 비해서) 유방 초음파라던가, 골반 CT 검사 같은 부분이 추가됩니다. 중증 질환의 조기 발견을 위한 설계가 잘 되어 있습니다.

P: 네, 그럼 VIP 프로그램에는 뭐가 더 들어가나요?

S: 뇌 MRI 또는 PET-CT가 추가됩니다. 그리고 VIP 프로그램을 예약하시면 VIP 병실을 이용하실 수 있어요.

P: 아, 그렇군요. 그럼 다음 주 화요일 예약이 가능할까요?

S: 잠시만요. (일정을 확인한 후에) 죄송합니다. 다음 주 화요일은 이미 예약이 꽉 찼네요. 예약 가능한 날로 가장 빠른 날짜는 4월 셋째 주 금요일, 17일입니다.

P: 음, 제가 금요일은 시간 맞추기가 어려운데요, 그럼 그 다음 주는 어떤가요? 21일 화요일이요.

S: 네, 그날은 예약 잡아드릴 수 있어요. 어떤 프로그램으로 하실지 결정하셨나요?

P: 네. B 프로그램이 좋을 것 같아요.

S: 좋습니다. 그럼 여기 양식을 먼저 작성해주세요. 받치고 쓰실 수 있게 패드를 드릴게요.

P: 감사합니다.

Unit 03

Create Your Own Dialogue 3: 검사 당일 대화

Step 1

아래 제시된 역할과 상황을 잘 읽고, 어떤 내용의 대화가 이루어질지 먼저 생각해보세요.

A – Patient: Andrew Wilson, Male, 55 years old, from Scotland

당신은 50대 남성으로, 오늘 내시경 검사를 하기 위해 아들과 함께 한국병원을 찾았습니다.

검사실로 가기 전에 먼저 옷을 갈아입게 되는데요, 어디에서 옷을 갈아입어야 하는지, 속옷까지 다 벗어야 하는지 등을 간호사에게 물어보세요.

검사실로 들어가서는 간호사의 지시에 따르고, 검사에 관해 궁금한 점이 있으면 물어보세요. (예: 어느 쪽으로 누워야 하는지, 검사 시간이 얼마나 걸리는지, 내시경관이 들어갈 때 어떤 느낌이 있는지 등) 당신은 수면 내시경을 택했지만, 대장 내시경은 처음이라 떨리고 불안한 상태입니다.

검사 후 주의사항이 있는지 물어보세요. (예: 검사 후 저녁에 어떤 음식을 먹어야 하는지 등)

B – Nurse: (원하는 이름과 역할을 정해 보세요!) ______________________

(대화문을 만들 때 아래 내용을 그대로 사용해도 좋고, 전문 지식을 활용해 내용을 바꾸거나 추가해도 됩니다.)

당신은 오늘 대장내시경검사를 처음 받는 외국인 환자를 위해 검사 준비를 돕게 됩니다. 먼저 환자에게 인사를 하고, 오늘 검사를 도와주겠다고 말해보세요. 탈의실로 환자를 안내하고, 속옷까지 다 벗고 검사용 가운으로 갈아입으라고 한 후에, 입고 온 옷은 탈의실 안에 있는 바구니에 넣어두라고 하세요. 안경과 시계, 장신구 등도 모두 빼달라고 말하세요. 환자가 준비되면 검사실로 옮겨 환자를 침대 위로 올라오도록 한 후, 환자에게 눕는 위치를 알려주세요. (예: 왼쪽으로 누워주세요, 조금 위로 올라가세요. 조금만 아래로 내려오세요, 무릎을 가슴 쪽으로 당겨주세요 등의 표현) 환자가 검사에 걸리는 시간을 물어보면 이야기해주고, 불안해하는 환자를 안심시킬 수 있는 말을 해보세요. (예: 거의 아무것도 느끼지 못할 것이다, 자고 일어나면 된다, 검사 후에는 약 30분 정도 회복실로 옮겨서 잠을 자게 될 것이다 등 표현) 검사 후 주의사항에 대해 환자가 물어보면 알려주세요. (예: 검사가 끝난 후에도 몇 시간 동안은 졸릴 수 있다, 집에 돌아갈 때 직접 운전을 하면 안 된다, 보호자와 같이 왔는지 등 질문, 오늘 저녁에는 죽처럼 소화가 잘 되는 음식을 먹어야 한다 등의 표현) 마지막으로 의사 선생님이 곧 오실 거라는 말과 함께 검사실을 나옵니다.

Step 2

위 상황에 맞는 대화문을 만들어 보세요.

필요하면 아래 표현을 참고하세요.

Vocabulary & Expressions

준비되시면 말씀해주세요.

Please let me know when you're ready.

안경을 벗고, 반지, 시계 등 액세서리를 다 빼 주세요.

Please take off your eyeglasses, rings, watch and other accessories.

침대 위로 올라오세요. Please come up on the bed.

옆으로 누워주세요. Please lie on your side.

조금만 위로 올라가세요. (Move) A little bit up, please.

조금만 아래로 내려가세요. (Move) A little bit down, please.

무릎을 가슴 쪽으로 당겨주세요.

Pull your knees to your chest.

집에 갈 때 직접 운전을 하지 않도록 해주세요.

Please make sure not to drive yourself when you go home.

오늘 저녁에는 소화가 잘되는 음식으로 드세요.

Tonight, you should have food (that is) easy on your stomach.

의사 선생님께서 곧 오실 겁니다.

The doctor will be with you right away.

Your Dialogue 아래 빈 칸에 대화문을 작성해보세요.

A

B

A

B

A

B

A

B

A

B

Step 3

위 내용으로 대화문을 만들어보았습니다. 여러분이 만든 대화문과 비교해보고, 앞 장에서 배운 표현과 새로 나온 표현들을 확인하세요.

<Sample Dialogue>

(N- Nurse, S – Staff, D- Doctor, P- Patient, G - Guardian)

N: Hello, Mr. Wilson. I'll be helping you with the test today

P: Okay. Where should I change?

N: Oh, let me show you the changing room. This way, please.(In front of the changing room)

N: Please take off everything and change into this gown. Put your clothes in the basket over there. Take off your eyeglasses and watch as well.

P: Should I take off my underpants as well?

N: Yes, please. Let me know when you're ready.

(After changing, moving to the test room)

N: Please come up on the bed and lie down on your side.

P: (coming up on the bed) Which side? On my left?

N: Yes, on your left. Move a little bit up, please.

P: Like this?

N: Oh, that's too much. A little bit down, please.

PART 2

P: What about now?

N: Perfect. And please pull your knees to the chest.

P: Umm··· I'm getting a bit scared. How long does it take?

N: It takes about 10 to 15 minutes.

P: Will I feel anything when the tube is in?

N: You won't feel anything. You are going to sleep like a baby[1] during the test. After the test, you will sleep for another 30 minutes or so before we wake you up.

P: Good. Should I take care about anything after the test?

N: You may feel drowsy even after a few hours, so please make sure not to drive yourself when you go home. You came here with your family?

P: Yes, with my son.

N: Good. Any more questions?

P: What about food? Can I have any food after this?

N: Yes, you can. But for tonight, you should have food (that is) easy on your stomach, like a warm soup or porridge.

P: Ah, okay. I'll keep that in mind. Well, I think I'm all set.[2]

N: Excellent. The doctor will be with you right away.

P: Okay. Thanks.

---

1) 푹 잔다고 할 때 쓰는 표현. '잘 자.'라고 하려면 "Sleep tight"같은 표현을 사용한다.
2) 준비가 되었다고 할 때 쓰는 표현으로, "I'm ready."와 같은 뜻이다.

(우리말 번역) 내시경 검사 당일 환자와의 대화

(N- 간호사, P- 환자)

N: Wilson 씨, 안녕하세요. 제가 오늘 검사를 도와드릴게요.

P: 네, 옷은 어디서 갈아입나요?

N: 네, 탈의실로 안내해드리겠습니다. 이쪽으로 오세요. (탈의실 앞에서) 전부 벗고 이 가운으로 갈아입으세요. 옷은 저기 바구니에 넣어주시고요, 안경과 시계도 빼 주세요.

P: 속옷(팬티)도 벗어야 되나요?

N: 네. 준비되시면 알려주세요.

(옷을 갈아입은 후, 검사실로 이동한다)

N: 침대 위로 올라와서 옆으로 누워주세요.

P: (침대에 올라가면서) 어느 쪽이요? 왼쪽이요?

N: 네, 왼쪽으로요. 조금만 위로 올라가세요.

P: 이렇게요?

N: 어, 너무 많이 올라가셨네요. 조금만 내려오세요.

P: 이 정도면 되나요?

N: 네, 좋습니다. 무릎을 가슴 쪽으로 당겨주세요.

P: 음… 좀 떨리네요. 얼마나 길리죠?

N: 10분에서 15분 정도 걸려요.

P: 관이 들어가면 뭐가 느껴지나요?

N: 아무 느낌도 안 날 겁니다. 검사 중에는 그냥 푹 주무실 거예요. 검사가 끝나면 30분 정도 더 주무시고 저희가 깨워드려요.

P: 그렇군요. 검사 후에 주의 사항이 있나요?

N: 아마 몇 시간이 지나도 멍하고 잠이 올 수 있어요. 그러니까 집에 가실 때 직접 운전하지 않도록 하시고, 가족분과 함께 오셨나요?

P: 네, 아들과 함께 왔어요.

N: 좋습니다. 더 궁금한 점 있으세요?

P: 음식은요? 검사 끝나고 뭘 먹을 수는 있나요?

N: 네, 드실 수 있어요. 하지만 오늘 저녁에는 따뜻한 국이나 죽처럼 소화가 잘 되는 음식으로 드세요.

P: 아, 알겠습니다. 명심할게요. 음, 이제 준비된 것 같아요.

N: 좋습니다. 의사 선생님께서 곧 오실 거예요.

P: 네, 고맙습니다.

Unit 04

Create Your Own Dialogue 4: 병원시설 및 입원안내

Step 1

아래 제시된 역할과 상황을 잘 읽고, 어떤 내용의 대화가 이루어질지 먼저 생각해보세요.

A – Patient: Amy Wong, Female, 60 years old, from Taiwan

당신은 60대 여성으로 오늘 한국병원에 입원하러 왔습니다. 간호사와 함께 입원실로 올라왔는데요, 병원 시설과 입원 생활에 관해 궁금한 점을 질문하세요. (예: 화장실이 어디인지, 병실 전화 사용이 가능한지, 개인 물품을 보관하는 곳이 어디인지 등)

병원에서 사용할 세면도구를 사야 하는데 건물 안에 편의점이 있는지, 어떻게 가야 하는지도 물어보세요. 식사 시간이 언제인지 물어보고 오늘 저녁 식사를 신청해달라고 하세요.

지금 딸이 필요한 물건을 챙겨서 병원으로 오는 중인데, 주차장 이용 및 요금에 대해서도 질문해보세요.

B – Nurse: (직접 이름과 역할을 정해 보세요!) ______________________________

(대화문을 만들 때는 아래에서 필요한 내용만 골라도 좋고, 원하는 내용을 추가해도 됩니다.)

당신은 오늘 입원하는 외국인 환자에게 입원 병동을 안내하고, 입원생활에 대한 기본적인 내용과 주의사항 등을 설명하게 됩니다. 우선, 입원실의 위치(예: South Wing에 있는 802호 등)를 설명하고, 화장실의 위치(엘리베이터 바로 옆, 간호사실 건너편)를 안내합니다. 병실 내의 전화기 사용과 호출버튼 사용에 대해서도 설명합니다.

또한, 침대에 있을 때는 반드시 사이드레일을 올리고 있어야 한다는 내용도 말해 보세요. 환자가 개인용품 보관장소를 물어보면 서랍을 보여주고, 귀중품 관리에 대한 주의사항을 전달합니다.

이 밖에 전반적인 병원 시설, 위치에 대한 환자의 질문에 답변합니다. (예: 편의점의 위치 – 엘리베이터를 타고 지하로 가서 내리면 오른쪽, 병원 식사 시간 안내 등)

이 환자는 내일 수술이 잡혀있어 오늘 밤 10시부터 금식해야 합니다. 그리고 주차요금에 대해 물어보면 설명해주세요. (예: 입/퇴원 당일 6시간까지 무료 등)

이 밖에 입원과 관련한 다른 주의사항을 전달하세요.

Step 2

위 상황에 맞는 대화문을 만들어 보세요.

필요하면 아래 표현을 참고하세요.

Vocabulary & Expressions

엘리베이터를 타고 3층으로 올라가시면 왼쪽에 있어요.

Please take the elevator up to the 3rd floor. It's on your left.

Please go up to the 3rd floor, taking the elevator. You will see it on your left. / You will find it on your left hand side.

도움이 필요하시면 벽에 있는 버튼을 누르세요.

For any help, please press the button on the wall.

Please press the button on the wall, if you need any help.

귀중품 관리에 주의하시기 바랍니다.

Please keep your valuables safe./ Please keep your personal belongings or valuables safe./Please make sure you don't leave anything important unattended.

저희 병원은 분실 시 책임을 지지 않습니다.

We (The hospital) are not responsible for any lost items.

침대에 계실 때는 사이드레일을 항상 올려주세요.

Please make sure to keep the side rail up when you're on the bed./ Please don't forget to keep the side rail up when you're on the bed.

이 전화는 받는 것만 가능합니다. (수신 전용)

It is for incoming calls only. / The phone here is for incoming calls only.

입/퇴원 당일, 차량 1대당 6시간까지만 주차비가 무료입니다.
Parking is free up to 6 hours for a car, on the day of admission and discharge. / Parking is free up to 6 hours for a car, on the day of check-in and check-out.

병원 식사는 하루에 세 번, 아침 7시 반, 낮 12시 30분, 저녁 6시에 제공됩니다.
We provide meals three times a day, at 7:30 am, 12:30, and 6 pm. / Meals are provided three times a day, at 7:30 am, 12:30, and 6 pm.

병원 생활 용품은 지하편의점에서 구입할 수 있습니다.
You can buy daily necessities at the CVS on the basement.
Daily necessities are sold at the CVS on the basement floor.

세면도구나 개인 컵, 수건, 실내화 등은 가져오셔야 합니다. (병원에서 지급하지 않습니다)
We don't provide personal items like toiletries, cups, towels, and room shoes. / Personal items such as toiletries, cups, towels, and room shoes are not provided by the hospital.

Your Dialogue 아래 빈 칸에 대화문을 작성해보세요.

A

B

A

B

A

B

A

B

A

B

Step 3

위 내용으로 대화문을 만들어보았습니다. 여러분이 만든 대화문과 비교해보고, 앞 장에서 배운 표현과 새로 나온 표현을 확인해보세요.

<Sample Dialogue>

(N- Nurse, P- Patient)

N: Mrs. Wong. This is your room and the bed.

P: Okay.

N: Room number is 802 and it's in the south wing of our hospital.

P: South wing, I see. Where is the bathroom?

N: It's right next to the elevator, across from the nursing station.

P: Okay. Can I use this phone?

N: Yes, but it's for incoming calls only. For any help, please press the button on the wall.

P: You mean the green button?

N: Not the green one, the red one over your bed. And please make sure to keep this side rail up when you're on the bed.

P: Oh, I see. Where can I keep my stuff, by the way?

N: This is a drawer for you. But please keep your valuables safe. We are not responsible for any lost item.

P: I didn't bring valuables anyway. Umm··· where can I buy some toiletries? Is there any CVS in this building?

N: Yes, there is one. Take the elevator down to the basement floor. You will see it on your left. But you should not take any food or beverage from outside without asking your doctor.

P: Got it. And my meal schedule is?

N: Wc provide meals three times a day, at 7:30, 12:30 and 18:00. But you will have a surgery tomorrow, so you are not supposed to eat anything after 10 pm tonight.

P: Not even water?

N: No water after 10 pm, either. But you can have dinner now. Do you want me to order for you?

P: Yes, please. Oh, what about parking? My daughter is coming now with my stuff.

N: Parking is free up to 6 hours, on the day of check-in and check-out. Let me give you the parking stamp.

P: Thank you.

(우리말 번역) 병원 시설 및 입원 안내

(N- 간호사, P- 환자)

N: Wong 씨, 앞으로 사용하실 입원실과 침대입니다.

P: 네.

N: 802호이고, 저희 병원 남쪽 건물에 있습니다.

P: 남쪽 건물이라고요, 알겠어요. 화장실은 어디죠?

N: 엘리베이터 바로 옆, 간호사실 맞은편입니다.

P: 네, 이 전화기 써도 되나요?

N: 네, 하지만 이건 수신 전용입니다. 도움이 필요하시면 벽에 있는 호출버튼을 눌러주세요.

P: 초록색 버튼이요?

N: 초록색 말고 침대 위쪽에 붙어 있는 빨간 색 버튼이요. 그리고 침대에 계실 때는 항상 사이드레일을 올려주세요.

P: 아, 알겠어요. 그런데 제 물건은 어디에 두죠?

N: 이 서랍을 사용하시면 됩니다. 하지만 귀중품을 잃어버리지 않도록 주의해주세요. 분실하셔도 책임지지 않습니다.

P: 어차피 귀중품은 가져오지도 않았어요. 음, 세면도구를 어디서 살 수 있죠? 이 건물에 편의점이 있나요?

N: 네, 있어요. 엘리베이터를 타고 지하로 내려가시면 왼쪽에 있을 겁니다. 하지만 의사 선생님하고 상의 없이 외부 음식물을 드시면 안 됩니다.

P: 알겠습니다. 그리고 식사 시간은 어떻게 되죠?

N: 식사 시간은 하루에 세 번, 7시 반, 12시 반 그리고 저녁 6시입니다. 그런데 환

자분은 내일 수술이 있어서 오늘 밤 10시 이후로 금식입니다.

P: 물도 안되나요?

N: 10시 이후로는 물도 안 돼요. 하지만 지금 저녁 식사는 하실 수 있어요. 신청해드릴까요?

P: 네, 그렇게 해주세요. 아, 주차는요? 딸이 제 물건을 가지고 지금 여기로 오고 있거든요.

N: 입, 퇴원 당일에는 6시간까지 주차가 무료입니다. 주차 도장 찍어 드릴게요.

P: 감사합니다.

MEMO

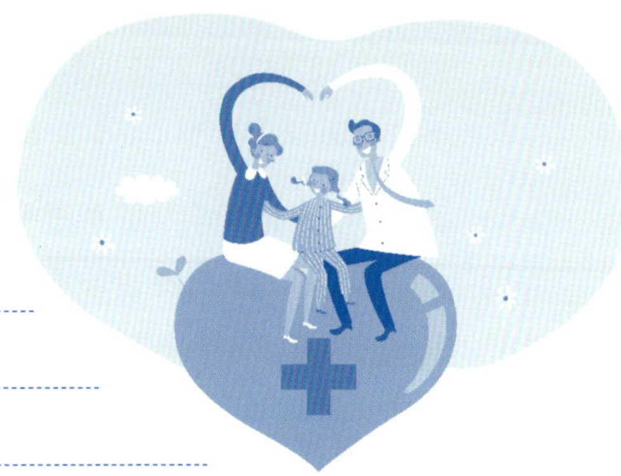

Unit 05

Create Your Own Dialogue 5: 수술 전 준비

Step 1

아래 제시된 상황을 잘 읽고, 어떤 내용의 대화가 이루어질지 먼저 생각해보세요.

A – Patient: Lena Nguyen, Female, 34 years old, from Vietnam

당신은 30대 여성으로, 내일 복강경 수술을 하게 되었습니다. 두려움을 떨치려고 TV를 봐도 불안한 마음이 사라지지 않습니다. 수술 전 준비를 도와주러 간호사가 왔길래 이런 이야기를 하니까 간호사가 자신도 예전에 같은 수술을 했다고 하는군요. 어떻게 그런 과정을 견뎠는지 물어보고 또 이야기를 듣고 나니 그래도 한결 마음이 편해집니다.

그런데 간호사가 제모 크림을 주면서 수술 부위(배꼽 아래와 생식기 쪽)의 체모를 모두 제거해야 한다고 해서 깜짝 놀라는데요, 간호사에게 부탁히기에는 부끄러워서 이따가 친언니에게 도와달라고 할 생각입니다.

간호사가 수술 동의서를 주면 읽어보고, 내일 수술할 때 마취 방법 등에 대해서 물어보세요. 간호사가 관장에 필요한 도구를 가지고 왔군요. 관장약을 넣으면 바로 화장실에 가게 되는지 물어보세요. 수술 전에 매니큐어를 지워야 하는지도 물어보세요.

B – Nurse: 산부인과 (원하는 이름과 역할을 정해 보세요!)

(아래 내용을 그대로 사용해도 좋고, 전문 지식을 활용해 내용을 바꾸거나 추가해도 됩니다.)

당신은 내일 복강경 수술을 하는 환자의 수술 준비를 도우러 병실에 왔습니다. 걱정하는 환자에게 사실은 자신도 전에 같은 수술을 한 적이 있다고, 수술 전에는 똑같이 무섭고 걱정이 많이 되었지만 다 끝나고 나서는 며칠 안 되어 금방 회복이 되었으니 너무 걱정할 필요 없다고 이야기해주세요.

우선, 항생제 알레르기 반응 검사를 위해 채혈을 하고, 수술 때 환자 손목에 착용하는 밴드를 주세요. 그리고 수술 부위 제모를 위해 제모 크림과 면도기를 주면서 왜 제모를 해야 하는지 간단히 설명해주세요. (예: 수술 부위에 체모가 남아 있을 경우, 세균 감염의 위험성이 있다는 등) 도움이 필요한지 아니면 환자가 직접 할 것인지 물어보고, 환자 또는 보호자가 하겠다고 하면 제모 크림과 면도기를 테이블 위에 두세요. 그리고 관장약을 넣을 준비를 합니다. 환자에게 벽을 보고 돌아 누우라고 하세요. 그리고 환자의 질문(예: 관장약을 넣으면 곧바로 화장실에 가는 지)에 답변해주세요. 환자가 아직도 매니큐어를 지우지 않았다면 지우는 약을 갖다 주세요.

Step 2

위 상황에 맞는 대화문을 만들어 보세요.

필요하면 아래 단어와 표현을 참고하세요.

Vocabulary & Expressions

수술 준비를 도와드리겠습니다.

Let me help you with getting ready for the surgery.

저도 그런 적 있어요. 얼마나 힘든지 알아요.

I've been there before. I know it's hard.

I've done that before. I know it's tough.

수술 전에 몇 가지 해야 할 일이 있어요.

There are a couple of steps we go through before the surgery.

(항생제 알레르기 반응 검사: a test to see if you are allergic to antibiotics)

제가 도와드릴까요, 아니면 직접 하시겠어요?

Do you want me to help you or are you okay to do it yourself?

수술 동의서입니다. 잘 읽고 아래에 서명해주세요.

This is a consent form to your surgery. Please read it over and sign below.

그 부분은 의사 선생님께서 더 자세히 설명해 주실 겁니다.

About that, the doctor will tell you more.

몇 분 안에 효과가 나타날 겁니다.

It will work in a couple of minutes.

너무 걱정하지 않으셔도 됩니다. 괜찮을 겁니다.

Please don't be worried too much. It should be fine.

Please don't worry too much. It's going to be all right.

며칠 지나면 곧 나아질 겁니다.

I'm sure you will get better in just a few days.

I'm sure you will feel better in the next couple of days.

(손톱에 매니큐어가 남아 있다: still have nail polish on one's fingertips)

곧 돌아올게요. 잠시만 기다리세요.

Just a moment. I'll be right back.

Just a second. I'll be back right away.

Your Dialogue 아래 빈 칸에 대화문을 작성해보세요.

A

B

A

B

A

B

A

B

A

B

Step 3

위 내용으로 대화문을 만들어보았습니다. 여러분이 만든 대화문과 비교해보고, 앞 장에서 배운 표현과 새로 나온 표현을 확인하세요.

PART 2

<Sample Dialogue>

(N- Nurse, P- Patient)

N: Ms. Lena Nguyen. Let me help you with getting ready for the surgery tomorrow.

P: Will it be okay? I feel worried··· Even watching TV does not help me at all.

N: I understand. Actually, I've been there before. I know it's hard.

P: Oh, have you? How did you manage all of this?

N: Well, I was also scared and worried a lot before the surgery. But once it was done, I felt a lot better in just a couple of days. You don't have to worry too much about it.

P: Thank you for saying so. Much relieved.[1]

N: There are a couple of steps we go through[2] before the surgery. First, I'm going to take a little bit of your blood to see if you are allergic to antibiotics.

P: Okay.

1) '훨씬 마음이 놓인다'는 표현.
2) 여기서 go through 는 어떤 과정이나 절차를 거친다는 의미.

N: And this is a wrist band to recognize you in the surgery room. And this is a shaver and some cream to remove your hair around the spot.

P: Oh, do I need to remove my hair here? All of it?

N: Yes, the spot has to be cleaned before the surgery. That's because hairs sometimes carry germs. Do you want me to help you or are you okay to do it yourself?

P: Well, I think my sister can help me later.

N: Okay, then let me just put them here, on the top of the table. And this is a consent form about your surgery. Please read it over and sign below.

P: Okay. What about the anesthesia process?

N: About that, the doctor will tell you more.

P: Okay. Then what is the next step?

N: Now, let me help you with getting your stomach ready.

P: (looking at the enema kit) What is this?

N: This is to get your bowels empty before the surgery.
Could you roll over a bit and face the wall? I need to put this in your behind.

P: Okay. Will it kick in right away?[3] (The nurse is doing enema) Oh, it feels…funny.[4]

N: Now, it's done. Yes, it will work in a couple of minutes. You will go

3) kick in은 '효과가 나타난다'는 뜻으로, 여기서는 관장약을 넣으면 곧바로 화장실에 가게 되는지 질문하고 있다.

4) 여기서 funny는 재미있다는 뜻이 아니라 이상하다는 뜻이다. "It tastes funny."라고 하면 맛이 이상하다는 뜻.

to the toilet a few times after this.

P: Got it.

N: Oh, do you still have nail polish on your fingertips?

P: Should I remove them?

N: Yes. Let me get you the remover. Just a second. I'll be right back.

(우리말 번역) 수술 전날 환자와의 대화

(N- 간호사, P- 환자)

N: Lena Nguyen 님, 내일 수술 준비를 도와드리겠습니다.

P: 내일 (수술) 괜찮을까요? 걱정돼 TV를 봐도 마음이 편하지가 않네요.

N: 그럴 거예요. 사실은, 저도 예전에 같은 일을 겪었어요. 얼마나 힘든지 알아요.

P: 아, 그래요? 이런걸 다 어떻게 견뎌냈어요?

N: 글쎄요, 저도 수술 전에는 겁도 나고 걱정이 많았는데요, 다 끝나고 나니까 며칠 안돼 금방 좋아지더라고요. 너무 걱정하지 않아도 돼요.

P: 그렇게 말씀해주시니 한결 마음이 놓이네요. 고마워요.

N: 수술 전에 몇 가지 해야 할 일이 있는데요, 우선 항생제 알레르기 반응검사를 위해 피를 좀 뽑을게요.

P: 네. (간호사가 채혈한다)

N: 그리고 이건 내일 수술실에서 착용할 손목 밴드입니다. 그리고 이건 수술 부위 제모를 위한 면도기와 크림이에요.

P: 아, 제모해야 돼요? 전부 다요?

N: 네. 그렇습니다. 수술 부위에 체모가 남아 있으면 세균 감염 위험성이 있기 때문에 보통 수술 전에 제모해요. 제가 도와드릴까요, 아니면 직접 하시겠어요?

P: 음…이따가 저희 언니한테 도와달라고 할게요.

N: 네, 그럼 여기 테이블 위에 놓아 둘게요. 그리고 이건 수술 동의서입니다. 잘 읽어보시고 아래에 서명해주세요.

P: 네. 그런데 마취 과정은 어떻게 되죠?

N: 그 부분은 의사 선생님께서 오셔서 더 자세히 설명해 주실 거예요.

P: 네. 그럼 이제는 또 뭘 해야 하나요?

N: 자, 이제 관장을 도와드리겠습니다.

P: (관장 도구를 보면서) 이건 뭔가요?

N: 수술 전에 장을 비우기 위해 하는 겁니다.
벽 쪽을 보고 살짝 돌아 누워주시겠어요? 제가 이걸(관장약을) 뒤쪽에 넣어야 하니까요.

P: 네. 이게 곧바로 효과가 나타나나요? (간호사가 관장약을 넣는다) 어, 이거 느낌이…이상한데요.

N: 자, 이제 다 됐습니다. 네, 몇 분 내에 바로 효과가 나타날 겁니다. 이걸 하고 나면 (관장약을 넣고 나면) 화장실에 몇 번 가시게 될 거예요.

P: 네. 알겠어요.

N: 아, 그런데 아직 손톱에 매니큐어 안 지우셨네요?

P: 지워야 되나요?

N: 네. 제가 지우는 약을 가져다 드릴게요. 잠시만요. 금방 올게요.

Unit 06

Create Your Own Dialogue 6: 보호자와의 대화

Step 1

아래 제시된 상황을 잘 읽고, 어떤 내용의 대화가 이루어질지 먼저 생각해보세요.

A – Guardian: Daniela Torres, Female, 47 years old, from Spain

당신은 방금 수술하러 들어간 환자의 부인입니다. 지금 시각은 오후 4시. 아침부터 입맛이 없어 아무것도 먹지 않았고, 며칠 동안 환자를 돌보느라 지친 상태입니다. 간호사가 보호자 대기실에서 기다리라고 하는데도, 걱정되는 마음에 수술이 얼마나 걸릴지 물어보고 있네요. 간호사는 나가서 바람을 쐬거나 뭘 좀 먹고 오라고 하면서 다 잘될 거라고 말해주는군요. 간호사에게 고맙다고 하고, 건물에 커피숍이 있는지 물어보세요.

3시간 후, 의사 선생님이 나와서 수술이 잘 끝났다고 한 지가 한참 된 것 같은데 아직도 남편을 볼 수가 없다니 혹시 수술이 잘못된 것은 아닌지, 마취에서 깨어나지 못하는 것은 아닌지 걱정이 되어 자꾸만 간호사에게 물어보는군요. 수술이 아주 잘 되었고, 지금은 회복실에서 푹 자고 있다는 간호사의 말을 들으니 조금 안심이 되는데요, 남편이 언제부터 물이나 음식을 먹을 수 있는지 물어보세요. 그 밖에도 궁금한 점이 있으면 물어보세요.

B – Nurse: (원하는 이름과 역할을 정해 보세요!)

____

당신은 방금 수술실로 들어간 환자의 부인에게 보호자 대기실을 안내하면서, 그쪽의 화면에 환자 이름이 뜨고, 수술이 끝나면 문자 메시지가 보호자의 휴대폰에 발송될 것이라는 내용을 전달합니다. 보호자가 수술에 걸리는 시간을 물어보면, 보통은 2시간 정도 걸리지만 환자의 상태에 따라 더 길어질 수도 있다고 답변해보세요. 불안해하고 걱정하는 보호자를 안심시킬 수 있는 이야기를 해보세요. (예: 오늘 힘드셨죠, 피곤해 보이시네요. 나가서 잠깐 바람을 쐬고 오시거나 식사를 하고 오시는 게 어때요? 다 잘될 겁니다. 너무 걱정하지 마세요. 등)

밖에 나갔다 오기로 한 보호자에게 커피숍과 식당의 위치를 알려주세요. (예: 커피숍은 엘리베이터를 타고 1층으로 내려가세요, 식당은 3층에 있어요)

3시간 후 보호자가 왜 환자를 지금 볼 수 없는지 물어보면 지금 환자는 회복실에 있고, 한 시간 후에 볼 수 있다고 설명하세요. 그래도 보호자가 불안해하면 수술은 잘 끝났고, 환자가 충분히 휴식을 취하고 있다고 하면서 보호자를 안심시키세요. 수술 후 음식물을 언제부터 먹을 수 있는지 질문을 하면, 방귀가 나와야만 물과 유동식 식사가 가능하고, 보통 수술 다음 날 방귀가 나온다고 설명하세요. 보호자에게 병실로 먼저 가 있으라고 말해보세요.

Step 2

위 상황에 맞는 대화문을 만들어 보세요.

필요하면 아래 단어와 표현을 참고하세요.

Vocabulary & Expressions

대기실은 저쪽입니다.

The waiting room is over there.

(환자) 이름이 화면에 뜰 겁니다.

You can see his name on the screen.

His name will be on the screen.

보통 2시간 정도 걸리지만, 환자의 상태에 따라 길어질 수도 있습니다.

Normally it takes about 2 hours, but it could get longer depending on the patient's condition.

수술이 끝나면 휴대폰으로 문자 메시지가 갈 겁니다.

Once the surgery is done, you will get a text message.

A text message will be sent to your mobile once it's done.

오늘 하루 종일 힘드셨죠? 다 잘 될 겁니다.

It must have been a long day for you.

Your wife/son/family/friend is now in good hands.

너무 걱정하지 않으셔도 됩니다. 괜찮을 겁니다.

Please don't be worried too much. It should be fine.

Please don't worry too much. It's going to be all right.

영 입맛이 없네요.

I don't feel like eating at all.

잠깐 나가서 바람 좀 쐬고 오시는 게 어때요?

Why don't you go get some fresh air?

How about going for a little bit of fresh air?

나가서 간단히 뭐 좀 먹고 와야겠네요.

I guess I should go out and grab a bite.

(환자가) 회복실에서 나오면 바로 불러드릴게요.

Once he's out from the recovery room, I will call you right away.

Your Dialogue 아래 빈 칸에 대화문을 작성해보세요.

A

B

A

B

A

B

A

B

A

B

Step 3

위 내용으로 대화문을 만들어보았습니다. 여러분이 만든 대화문과 비교해보고, 앞 장에서 배운 표현과 새로 나온 표현을 확인하세요.

<Sample Dialogue>

(N- Nurse, G - Guardian)

N: Now, your husband is in the operation room. The surgery has just started. The waiting room is over there. You can see his name on the screen.

G: Oh…. I see. How long will it take?

N: Normally it takes about 2 hours, but it could get longer depending on the patient's condition. Once the surgery is done, you will get a text message.

G: (with a very concerned look) I feel… I don't know what to do. I just hope everything is okay.

N: I know it's been a long day for you. Well, why don't you go get some fresh air? Or just have something to eat?

G: I don't feel like eating at all. I'm just concerned about him.

N: Umm.. Please don't worry too much. Now he's in good hands. Everything will be all right.

G: Thank you. It's very kind of you to say so. Well, I guess I should go out and grab a bite, then. Is there any coffee shop in this building?

N: Yes, there is one. We also have some restaurants downstairs. You can take the elevator down to the 1st floor for a coffee shop. Restaurants are on the 3rd floor.

G: Thank you so much.

(after 3 hours)

G: Where is he now? It's been almost one hour since the doctor said the surgery was done. Why can't I see him now?

N: Now he's sleeping in the recovery room. You can see him in an hour.

G: Was there anything wrong with the surgery? Why is he sleeping so long? Is it that he cannot wake up from the anesthesia or something?

N: No, there was nothing wrong with the surgery. It's done very well, like the doctor just told you. He is just having a good rest. Could you wait a little bit more, please?

G: Okay…Sorry, I was just too nervous. After this, when can he have some water or food?

N: He is not supposed to have water before passing the wind[1]. Normally it comes on the next day of the surgery. And after that, he can start having a bit of water and liquid food.

G: Got it.

N: Once he's out from the recovery room, let me call you right away. You can go back to the room first, if you like.

G: Thank you.

1) '방귀(fart)를 뀌다'라는 의미로 사용하는 비교적 점잖은 표현.

(우리말 번역) 수술 당일 보호자와의 대화

(N- 간호사, G - 보호자)

N: 지금 남편분이 수술실에 들어갔고요, 수술이 막 시작되었습니다. 대기실은 저쪽이에요. 화면에 이름이 뜰 겁니다.

G: 아…. 알겠어요. 얼마나 걸릴까요?

N: 보통은 두 시간 정도 걸려요. 하지만 환자 상태에 따라 더 길어지기도 합니다. 수술이 다 끝나면 문자 메시지가 갈 거예요.

G: (걱정이 가득한 얼굴로) 아… 저는, 어떻게 해야 될지 모르겠어요. 그냥 모든 게 별 탈 없이 끝났으면 좋겠어요.

N: 오늘 힘드셨죠? 음, 잠깐 나가서 바람을 쐬고 오시거나 뭘 좀 간단히 드시고 오는 게 어때요?

G: 영 입맛이 없네요. 그냥 너무 걱정되어서요.

N: 음… 너무 걱정하지 마세요. 다 잘 될 겁니다.

G: 그렇게 말씀해주시니 고마워요. 그럼 나가서 뭘 좀 간단히라도 먹고 와야겠네요. 이 건물 안에 혹시 커피숍 있나요?

N: 네, 있어요. 아래층에 식당도 있어요. 커피숍은 엘리베이터 타고 1층으로 내려가시면 있고요, 식당은 3층입니다.

G: 감사합니다.

(세 시간 후)

G: 저희 남편 지금 어디에 있죠? 의사 선생님께서 수술 끝났다고 하신 지 거의 한 시간이 다 되어가는데, 왜 지금 볼 수 없는 건가요?

N: 환자분은 지금 회복실에서 주무시고 계세요. 한 시간 후면 보실 수 있을 겁니다.

G: 수술이 뭐 잘못된 건가요? 왜 이렇게 오래 자요? 마취에서 못 깨어난다거나 그런 건 아니겠죠?

N: 아니에요, 수술에는 아무런 문제가 없었고요, 의사 선생님이 말씀하신 것처럼 아주 잘 끝났습니다. 지금은 그냥 푹 쉬고 계시는 거예요. 조금만 더 기다려주시겠어요?

G: 죄송해요. 제가 너무 걱정되어서 그랬어요. 음, 물이나 음식은 언제부터 먹을 수 있죠?

N: 방귀가 나오기 전까지는 물도 드실 수 없어요. 보통은 수술 다음 날 방귀가 나오거든요. 그러고 나면 물을 조금씩 드시고 유동식으로 식사하실 수 있습니다.

G: 알겠어요.

N: 환자분이 회복실에서 나오시면 바로 불러드릴게요. 병실로 먼저 가 계셔도 되고요.

G: 네, 고맙습니다.

MEMO

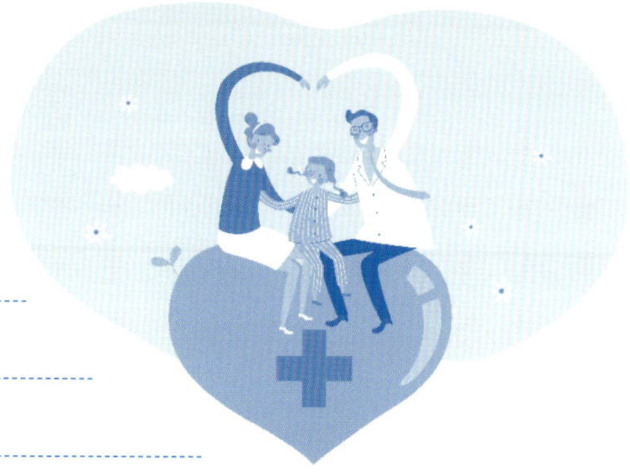

Unit 07

Create Your Own Dialogue 7: 퇴원 시 주의사항 전달

Step 1

아래 제시된 상황을 잘 읽고, 어떤 내용의 대화가 이루어질지 먼저 생각해보세요.

A – Patient: Eni Suharti, Female, 28 years old, from Indonesia

당신은 한국병원에서 어제 가슴 성형수술을 받았습니다. 오늘 퇴원하려고 하는데요, 어제보다는 훨씬 나아졌지만 여전히 불편하고 수술 부위에 감각이 없는 것 같은 느낌이 듭니다.

간호사에게 퇴원하고 나서 집에 돌아갔을 때 어떤 점을 주의해야 하는지 물어보세요. (예: 압박 속옷을 항상 입고 있어야 하는지, 언제까지 입어야 하는지, 이 정도 붓는 것이 정상인지, 붓기가 언제쯤 빠지는지, 붓기를 빨리 빼려면 어떻게 해야 하는지, 실밥을 뽑고 나면 샤워를 할 수 있는지, 그 밖에 조심해야 하는 점은 무엇인지 등)

B – Nurse: 성형외과 (원하는 이름과 역할을 정해 보세요!)

(아래 내용을 그대로 사용해도 좋고, 전문 지식을 활용해서 내용을 바꾸거나 추가해도 됩니다.)

당신은 가슴 성형수술을 받고 퇴원하는 환자에게 여러 가지 주의사항을 전달합니다.

우선 환자에게 인사를 하고, 오늘은 어떤지, 좀 나은지 물어보세요. 환자가 팔을 무리하게 움직이지 않도록 하세요. 그리고 각종 증상에 대한 환자의 질문에 답변해주세요. (예: 수술 부위가 약간 팽팽한 느낌이나 마비된 것 같은 느낌은 수술 후 며칠간 나타나는 일반적인 증상이다, 앞으로 며칠간은 가슴 부위가 뻐근하고 몸살이 난 것처럼 아플 수 있다 등)

환자가 압박 밴드를 항상 하고 있어야 하는지, 언제까지 하고 있어야 하는지 등을 물어보면 답변해주세요. (예: 의사 선생님이 빼도 좋다고 말할 때까지는 밴드를 빼면 안 된다, 보형물이 자리를 잡을 때까지는 밤에 잘 때도 꼭 하고 자야 한다 등)

붓기에 대한 환자의 질문에도 답변해주세요. (예: 붓기는 살성에 따라 개인차가 있지만 대부분의 경우 1주일 정도면 어느 정도 가라앉는다, 빨리 붓기를 가라앉히려면 베개를 여러 개 등 뒤에 받쳐 반쯤 앉은 자세로 자야 한다 등) 환자에게 실밥을 빼러 5일 후에 오라고 한 후, 샤워나 일상 생활에서 주의사항을 전달하세요. (예: 가벼운 샤워는 괜찮지만 통목욕이나 사우나는 실밥을 빼고도 약 3주 후부터 가능하다, 팔을 무리하게 움직이지 않으려면 머리 위로 입는 스웨터나 티셔츠보다는 버튼이나 지퍼로 잠그는 형태의 웃옷을 입는 것이 좋다는 등) 마지막으로 병원에서 운영하는 수술 후 환자 관리프로그램 안내서를 보여주고, 궁금한 점이 있으면 언제든지 전화하라고 말해주세요.

Step 2

위 상황에 맞는 대화문을 만들어 보세요.

필요하면 아래 단어와 표현을 참고하세요.

Vocabulary & Expressions

오늘은 좀 어떠세요? 좀 나으세요?

How are you today? (Are you) Feeling better?

How do you feel today? (Do you) Feel better?

붓기나 멍은 피부타입(살성)에 따라서 개인차가 있지만, 대부분은 1주일 정도 후면 없어집니다.

It all depends on your skin texture, but in most cases, swelling or bruising goes away in a week or so.

It could be different depending on your skin complexion, but in most cases, swelling or bruising does not stay longer than a week.

붓기를 가라앉히려면 주무실 때 머리를 높은 곳에 두세요.

Please keep your head above the chest level when you sleep. It helps you avoid too much swelling.

Please make your bed like a recliner using extra pillows. This is helpful to reduce swelling.

5일 후에 실밥 빼러 오세요.

Please come back here in five days to get the stitches out/ for stitching out.

가벼운 샤워는 가능하지만 통목욕이나 사우나는 3주 이후부터 가능합니다.

A quick shower is okay, but you should avoid a bath or a sauna for three weeks.

You can take a quick shower, but you need three weeks before a bath or a sauna.

보형물이 자리를 잡을 때까지는 압박 속옷을 꼭 입고 계세요.
Please make sure to keep the compression underwear on until the fillings are well in place.
Please don't forget to keep the compression garment on until the implants are well in place.

그 밖에 또 주의사항이 있나요?
What else should I be careful of?
Is there anything else I should know?
Is there any other suggestions?

팔을 무리하게 움직이지 않도록 해주세요.
Please be careful not to move your arms too much.

궁금한 점이 있으시면 언제든지 전화주세요.
Please feel free to call us if you have any questions.

Your Dialogue 아래 빈 칸에 대화문을 작성해보세요.

A

B

A

B

A

B

A

B

A

B

Step 3

위 내용으로 대화문을 만들어보았습니다. 여러분이 만든 대화문과 비교해보고, 앞 장에서 배운 표현과 새로 나온 표현을 확인하세요.

PART 2

<Sample Dialogue>

(N- Nurse, P- Patient)

N: Good morning, Ms. Suharti. How are you today? Feel better?

P: A lot better. I still have a very uncomfortable and numb feeling around here, though. (Trying to move her arms to point the area)

N: Oh, please make sure not to move too much of your arms yet. And about the tight and numb feeling around the area, that's pretty common in the first few days after the surgery.

P: Okay, is there anything else I should know?

N: For the next couple of days, you might feel a bit tired and sore feeling around your chest.

P: Do I need to wear this compression garment all the time? Until when?

N: Until your doctor says it's okay to take it off. Please make sure to keep the garment on, even when you sleep at night, until the implants are well in place.

P: Okay…, is this much of swelling common? When will it get back to normal?

N: It all depends on your skin texture, but in most cases, swelling goes away in just a week or so. If you want to reduce it quickly, please keep your bed like a recliner, using extra pillows when you sleep.

P: Ah, you mean, in a half-sitting position?

N: Yes. And please come back here in five days to get the stitches out.

P: Can I have a shower after stitching out?

N: Yes, a quick shower is okay, but you need to wait another three more weeks before a bath or a sauna.

P: About a month, then. What else should I be careful of?

N: Please be careful not to move your arms too much. You may want to wear something like a buttoned shirt or zip-ups, instead of a pullover or a T-shirt.

P: Why is that?

N: That's because you are going to raise your arms when you change those clothes.

P: Oh, I see. (looking at a brochure) What is this?

N: It is a brochure about our post-op care program. You can find some information about a breast massage.

P: That would be good.

N: And please feel free to call us if you have any questions.

P: Thank you so much for your help.

(우리말 번역) 퇴원 시 주의사항 전달

(N- Nurse, P- Patient)

N: Suharti 씨, 안녕하세요? 오늘은 어떠세요? 좀 나으신가요?

P: 훨씬 좋아진 것 같아요. 하지만 아직도 불편하고 여기 근처가 좀 감각이 없는 것 같기도 하고 그러네요. (팔을 움직여 수술 부위를 가리키려고 한다)

N: 어, 아직 팔을 그렇게 많이 움직이시면 안 돼요. 그리고 수술 후 며칠 동안은 약간 팽팽한 느낌이 들고 그 부위에 감각이 없는 것처럼 느껴지는 게 정상이에요.

P: 네, 제가 또 알아야 할 게 있나요?

N: 앞으로 며칠 동안은 가슴 전체가 뻐근하고 약간 몸살 난 것처럼 아플 수도 있어요.

P: 이 압박 속옷 말인데요, 항상 입고 있어야 하나요? 언제까지 입어야 되요?

N: 의사 선생님께서 벗어도 된다고 할 때까지요. 보형물이 자리 잡을 때까지는 밤에 주무실 때도 꼭 입고 있어야 되요.

P: 알겠어요. 이렇게 많이 붓는 게 정상인가요? 언제쯤 원래대로 돌아가나요?

N: 살성에 따라 개인차가 있지만, 대부분의 경우 붓기는 1주일 정도면 많이 빠져요. 붓기를 빨리 가라앉히려면 주무실 때 베개를 등 뒤에 많이 받쳐 머리를 높은 곳에 두세요.

P: 아, 그러니까 반쯤 앉은 자세로요?

N: 네. 그리고 5일 후에 실밥 빼러 오세요.

P: 실밥 빼고 나면 샤워할 수 있나요?

N: 네. 가벼운 샤워는 괜찮지만 통목욕이나 사우나는 3주 더 지나야 가능해요.

P: 그럼 거의 한 달 후네요. 그밖에 또 주의사항이 있나요?

N: 팔을 무리하게 움직이지 않도록 하세요. (머리 위로 입는) 스웨터나 티셔츠보다는 단추로 잠그거나 지퍼가 달린 옷을 입으시는 게 편할 거예요.

P: 그건 왜요?

N: (머리 위로 입는) 옷을 갈아입을 때 팔을 위로 들게 되니까요.

P: 아, 그렇군요. (안내서를 보면서) 이건 뭐에요?

N: 우리 병원에서 운영하는 수술 후 환자관리 프로그램인데요. 여기에 가슴 마사지 방법이 나와 있어요.

P: 그거 좋네요.

N: 궁금한 점이 있으시면 언제든지 전화 주세요.

P: 도와주셔서 고맙습니다.

MEMO

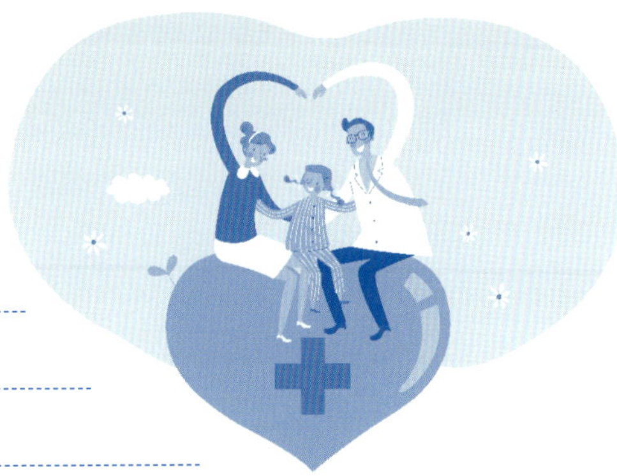

Unit 08

Create Your Own Dialogue 8: 보험 및 수납 관련

Step 1

아래 제시된 상황을 잘 읽고, 어떤 내용의 대화가 이루어질지 먼저 생각해보세요.

A – Patient: Steve Wayne, Male, 42 years old, from the US

당신은 오늘 한국병원에 외래 진료를 받기 위해 왔습니다. 원무과에서 수납을 하고 오라는 이야기를 듣고 일단 원무과를 찾아가는데요, 외래진료비/통원치료비를 결제할 때 가지고 있는 국제보험이 적용되는지 확인하려고 합니다.

원무과 직원이 보험사에 전화를 해보더니 이 보험은 입원치료에는 적용이 가능한데, 외래진료에는 적용이 안 된다고 하는군요. 그래서 다른 보험카드를 찾아 직원에게 건네주고 이 보험은 적용할 수 있는지 확인해달라고 부탁합니다.

직원은 이 보험은 외래진료에도 적용되지만, 한국병원과 직접후급결제 계약은 되어 있지 않다고 합니다. 직원에게 좀 더 자세한 내용을 물어보시고, 오늘 진료비를 신용카드로 결제하세요.

직원이 결제통화를 어느 것으로 할지 물어보면 미 달러화로 해달라고 하고, 영수증을 받으세요.

B – Staff: 원무과 직원 (원하는 이름과 역할을 정해 보세요!)

(아래 내용을 그대로 사용해도 좋고, 전문 지식을 활용해 내용을 바꾸거나 추가해도 됩니다.)

당신은 원무과에서 수납과 국제보험 업무를 담당하고 있습니다. 외국인 환자가 와서 자신이 가지고 있는 보험이 진료비 결제에 적용되는지 확인해달라고 하는군요. 우선 보험 카드를 받고, 잠깐 기다리라고 한 후, 보험사에 전화하세요.

확인해보니 환자가 가입한 보험 상품은 입원치료에만 적용되고 외래진료/통원치료에는 적용이 안 된다고 하니 환자는 다른 보험 카드를 주면서 확인해달라고 합니다. 이 보험은 외래진료에도 적용되지만 한국병원과 직접 후급계약이 되어 있지 않은 보험사입니다. 환자에게 이런 부분을 설명하고, 우선 진료비를 결제하고 나서 나중에 보험회사에 청구하는 방법을 알려주세요.

이제 환자의 진료비 결제를 도와주는데요, 결제에 사용 가능한 신용카드의 종류를 알려주세요. 지급통화를 선택할 수 있다는 이야기를 해주고, 결제를 진행한 후, 환자에게 영수증을 주세요. 보험 청구용으로는 진료비 세부명세서를 받을 수 있다는 내용도 알려주세요.

Step 2

위 상황에 맞는 대화문을 만들어 보세요.

필요하면 아래 표현을 참고하세요.

Vocabulary & Expressions

수납을 먼저 하고 오세요.

Please get back here once you're done with the payment.

Please come back here after you pay the bill.

저쪽 기계에서 번호표를 뽑고 잠시만 기다리세요.

Please get a queue ticket from the dispenser (machine) there and wait for a minute.

번호가 뜨면 창구로 가시면 됩니다.

Please go to the counter once your number is on the screen.

Please go to the counter once your number shows up on the screen.

보험카드를 보여주세요.

Can I see your insurance card, please?

Could you show me your insurance card, please?

가입하신 보험사와 증권 번호를 알려주시면, 제가 (해당 검사나 치료가) 보험 적용이 가능한지 확인해 보겠습니다.

Please give me your insurance company and policy number. Let me see if it (test or treatment) is covered.

If you give me your insurance company name and policy number, I would check if it (test or treatment) is covered.

가입하신 상품은 입원치료만 보험 적용이 가능하고요, 외래진료비(통원치료비)는 (보장이) 안 되는 것으로 나오네요.

Your plan covers inpatient care only, not outpatient care.

Your insurance program is covering inpatient treatment but not outpatient visits.

이 보험사는 우리 병원과 직접후급계약 체결이 안 되어 있어서요, 진료비를 먼저 결제한 후에 나중에 보험사로 청구하셔야 합니다.

Your insurance company is not on our direct-billing list. You should pay the bill first and claim it back later.

We don't have a direct-billing contract with your insurer. You should pay the bill upfront and claim it back on your insurance.

진료비 세부내용/명세서: an itemized bill

우선 결제하고 나중에 청구하다:
pay first (=upfront) and claim it back later

Your Dialogue 아래 빈 칸에 대화문을 작성해보세요.

A

B

A

B

A

B

A

B

A

B

Step 3

위 내용으로 대화문을 만들어 보았습니다. 여러분이 만든 대화문과 비교해 보고, 앞 장에서 배운 표현과 새로 나온 표현들을 확인해보세요.

<Sample Dialogue>

(N- Nurse, S – Staff, P- Patient)

P: Where should I go for the payment counter?

N: It's over there. Please get a queue ticket from the dispenser and wait for a moment.

P: How does it work?

N: You can go to the counter once your number shows up on the screen.

P: Ah, okay. Thanks.

(At payment & insurance counter)

S: Hello, how may I help you?

P: Hi, I'm here to check if my insurance plan covers the bill here.

S: Can I see your insurance card first?

P: Sure. Here it is.

S: Please wait for a minute. Let me call your agency.

(after a while)

S: Mr. Wayne?

P: Yes. I'm here.

S: They said your plan covers inpatient care only, not outpatient treatment fees.

P: Hmm.. Oh, I have another insurance plan. Please give me a second. (Finding another card and giving it to the staff) Could you check if this can cover it, then?

S: Let me have a look. (after a few seconds) It works for your outpatient visits. But it's not on our direct-billing list.

P: What do you mean by that?

S: If it is on our list, you can just go see a doctor without paying here and your insurer pays for it. But if not, you should pay the bill first and then claim it back later to your insurer.

P: Hmm, I guess I should do it that way.

S: Okay. Let me help you with payment for today's bill.

P: Can I pay by credit card? Do you take Master?

S: We take Visa, Master and American Express card.

P: Here it is. (Giving his card to the staff)

S: (after swiping the card) Which currency do you prefer? It could be either in Korean Won, or in US dollars.

P: Umm. USD, please.

S: Here is your receipt. You might need an itemized bill to claim on your insurance later.

P: I see. Thank you very much.

(우리말 번역) 보험 및 수납 관련 대화

(N- Nurse, S – Staff, P- Patient)

P: 원무과가 어디죠?

N: 저쪽에 있어요. 번호표를 뽑고 잠시만 기다리세요.

P: 어떻게 하는 거죠?

N: 뽑으신 번호가 화면에 뜨면 그 창구로 가시면 돼요.

P: 아, 그렇군요. 고마워요.

(수납 및 보험창구에서)

S: 안녕하세요, 무엇을 도와드릴까요?

P: 안녕하세요, 제 보험이 진료비 결제에 적용되는지 확인해보려고 하는데요,

S: 먼저 보험카드를 주시겠어요?

P: 네. 여기 있어요.

S: 잠시만 기다리세요. 제가 회사로 전화해볼게요.

(잠시 후)

S: Wayne 씨?

P: 네, 저 여기에 있습니다.

S: 가입하신 상품은 입원치료에만 적용되고요, 외래진료비에는 적용이 안 된다고 하네요.

P: 흠, 그래요. 아, 저 다른 보험이 있어요. 잠시만요. (다른 보험카드를 찾아 직원에게 준다) 그럼 이건 혹시 가능한지 확인해주시겠어요?

S: 제가 한 번 볼게요. (잠시 후) 이건 외래진료에도 적용되네요. 그런데 저희 병원하고 직접후급계약은 안 되어 있어요.

P: 그게 무슨 말씀이시죠?

S: 만약에 계약이 되어 있으면, 지금 진료비 따로 결제 안 하시고 바로 진료 받으시면 돼요. 보험사에서 진료비를 결제하거든요. 그런데 계약이 안 되어 있는 경우에는 우선 환자분께서 진료비를 결제하신 후에 나중에 보험사에 청구해야 합니다.

P: 음, 그럼 그렇게 해야겠네요.

S: 네. 오늘 진료비 결제 도와드리겠습니다.

P: 신용카드로 결제해도 되죠? 마스터카드 받나요?

S: 비자, 마스터, 아메리칸 익스프레스 카드가 됩니다.

P: 여기 있어요. (직원에게 카드를 준다)

S: (카드 판독기기에 카드를 긁는다) 지급 통화를 뭐로 하시겠어요? 원화나 미 달러화로 가능해요.

P: 달러로 해주세요.

S: 영수증 드릴게요. 보험사 청구용으로는 아마 진료비 세부명세서가 필요하실 거예요.

P: 네, 감사합니다.

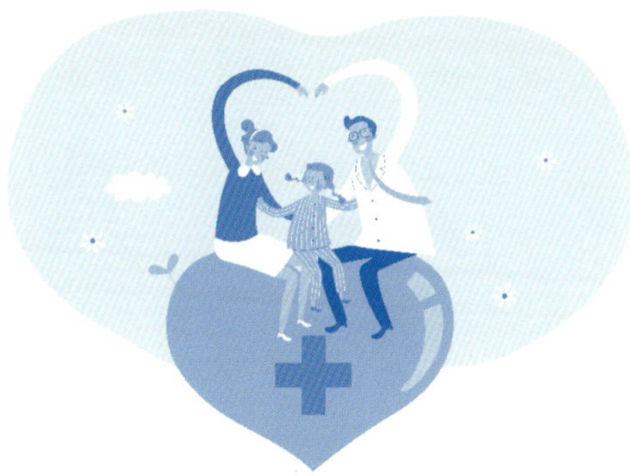

의료관광시대

병원에서 통하는 영어

초판 1쇄 발행 2015년 2월 28일
초판 2쇄 발행 2017년 3월 10일
초판 3쇄 발행 2019년 2월 11일
초판 4쇄 발행 2024년 9월 6일

지은이 곽중철 · 이정현
발행인 박연관
기획 신선호
편집장 장혜정
도서편집 박미현
디자인 최재영
인사행정 이근영
재무회계 박소현
전자책·사전 이지현
캐릭터 김세원
발행처 한국외국어대학교 지식출판콘텐츠원
02450 서울특별시 동대문구 이문로 107
전화 02)2173-2494~7
FAX 02)2173-3363
홈페이지 http://press.hufs.ac.kr
전자우편 press@hufs.ac.kr
출판등록 제6-6호(1969. 4. 30)
디자인 · 편집 디자인 퍼브 02)2254-4308
인쇄 ·제본 케이프린텍 02)2272-1084

ISBN 978-89-7464-966-1 [13740] 정가 20,000원

* 잘못된 책은 교환하여 드립니다.

HU:iNE 은 한국외국어대학교 지식출판콘텐츠원의 어학도서, 사회과학도서, 지역학 도서 Sub Brand이다. 한국외대의 영문명인 HUFS, 현명한 국제전문가 양성(International+Intelligent)의 의미를 담고 있으며, 휴인(携引)의 뜻인 '이끌다, 끌고 나가다'라는 의미처럼 출판계를 이끄는 리더로서, 혁신의 이미지를 담고 있다.

이 책의 음원(mp3)은 한국외국어대학교 지식출판콘텐츠원 홈페이지(press.hufs.ac.kr) - 게시판 - 자료실에서 다운받아 사용하시기 바랍니다.